BASISCH FIT
IN EINER WOCHE

BASENREICHE REZEPTE FÜR 7 TAGE
UND MASSNAHMEN ZUR PROBLEMZONENREDUZIERUNG

GREAT LIFE. BOOKS

Umschlaggestaltung: GreatLife.Books, Weinheim

Lektorat: Jörg Querner, Anti-Fehlerteufel

Bildquellen: ©GreatLife.Books, CoCo Achinger,
Titelbild: ©GreatLife.Books, /fotolia

Verlag: GreatLife.Books (alea active GmbH)
www.greatlifebooks.de | Hauptstr. 97 | 69469 Weinheim

Herstellung: BoD – Books on Demand, Norderstedt, Germany

ISBN: 978-3-945952-79-5 (Paperback)

ISBN: 978-3-945952-37-5 (Hardcover)

ISBN: 978-3-945952-38-2 (eBook)

Bibliografische Information der Deutschen Nationalbibliothek:

Die Deutsche Nationalbibliothek verzeichnet diese Publikation in der Deutschen Nationalbibliografie; detaillierte bibliografische Daten sind im Internet über http://dnb.d-nb.de abrufbar.

Was Dich erwartet

Rechtlicher Hinweis

Dieses Buch ist kein Ersatz für eine medizinische Beratung und dient nicht als Diagnose und/oder Therapie. Der Leser/die Leserin sollte regelmäßig einen Arzt/eine Ärztin hinsichtlich Fragen zur persönlichen Gesundheit konsultieren.

Der Autor übernimmt keine Haftung für Schäden irgendeiner Art, die direkt oder indirekt aus der Verwendung der Informationen und Angaben bei der Durchführung entstehen könnten. Ausdrücklich sei zudem darauf hingewiesen, dass sämtliche beschriebenen Methoden, Hilfsmittel und Nahrungsergänzungen keine Heilmittel im Sinne der heutigen Schulmedizin sind.

Die Benutzung dieses Buches und die Umsetzung der darin enthaltenen Informationen erfolgt ausdrücklich auf eigenem Risiko. Alle Inhalte wurden unter größter Sorgfalt erarbeitet. Dennoch können Druckfehler und Falschinformationen nicht vollständig ausgeschlossen werden. Der Autor übernimmt keine Haftung für die Aktualität, Richtigkeit und Vollständigkeit der Inhalte des Buches, ebenso nicht für Druckfehler. Es kann keine juristische Verantwortung sowie Haftung in irgendeiner Form für fehlerhafte Angaben und daraus entstandenen Folgen vom Autor übernommen werden.

Für die Inhalte von den in diesem Buch abgedruckten Internetseiten sind ausschließlich die Betreiber der jeweiligen Internetseiten verantwortlich.

Merci

Die Reise geht weiter und auch bei diesem zweiten Buch möchte ich mich bei allen Freunden und neu hinzugekommenen lieben Menschen, die mich bei diesem Projekt unterstützt haben, bedanken.

Danke, thank you, merci, dhanyavaad!

Vorweg

In diesem Buch geht es um eine langfristige basenreiche Ernährung und zusätzliche Körperbehandlungen, wodurch Säuren reduziert und ausgeleitet werden können.

Leider ist vielen nicht bekannt, dass durch unsere Ernährungs- und Lebensweise täglich sehr viele Säuren produziert werden, die sich bei einem Übermaß in Form von Neutralsalzen, auch Schlacken genannt, in unserem Körper einlagern können.

Diese Einlagerungen können sich als Übergewicht und Problemzonen äußern und sind meistens weder durch exzessive Sporteinheiten noch durch Hungern wegzubekommen. Hier kann effektiv die Kombination aus Ernährungsumstellung, Bewegung und gezielter Entgiftung eingesetzt werden. Das Wort Entgiftung wird oftmals belächelt und die Einlagerung der sogenannten Schlacken müde abgetan. Zu Unrecht.

In meinem Buch „Basisch Fit für Einsteiger" habe ich die Grundlagen der basenreichen Ernährung thematisiert mit Rezeptideen für den Einstieg. In dieser Ausgabe gibt es einen Grundstock an Gerichten für 7 Tage und zusätzliche Tipps für Dein Figurtuning.

Hierbei geht es nicht um eine strikte 100 % basische Ernährung mit streng basischen Gerichten, sondern um Rezeptanregungen, die überwiegend basenreich sind und Dir den Weg in eine basische Lebensweise erleichtern sollen. Durch die basenreiche Ernährung und damit den Verzicht auf starke Säurebildner reduzierst Du bereits einen großen Anteil an Säuren in Deinem Körper. Entgiftung ist jedoch ein Prozess, der permanent in Deinem Körper abläuft. Daher ist es sinnvoll, Deinen Körper zusätzlich regelmäßig bei der Ausleitung von Säuren zu unterstützen. Genau hierzu findest Du einige Anregungen, wie Du neben basenreicher Ernährung mit Entgiftungsanwendungen speziell Problemzonen reduzieren und Dein Hautbild verbessern kannst.

Einige Basics sind aus meinem ersten Buch „Basisch Fit für Einsteiger" übernommen worden und werden in diesem Buch nun weiter ausgeführt. Während Basisch Fit für Einsteiger einen Überblick zu den drei Bereichen basenreiche Ernährung, Entgiftung, Bewegung und Entspannung gibt, dreht sich dieses Buch hauptsächlich um Rezepte und Entgiftung bzw. den Abbau von Schlacken. Nach einem Überblick zur basischen Lebensweise im ersten Teil, folgen Rezepte für sieben Tage und im dritten Teil geht es um Maßnahmen zur Problemzonenreduzierung im Institut und zu Hause.

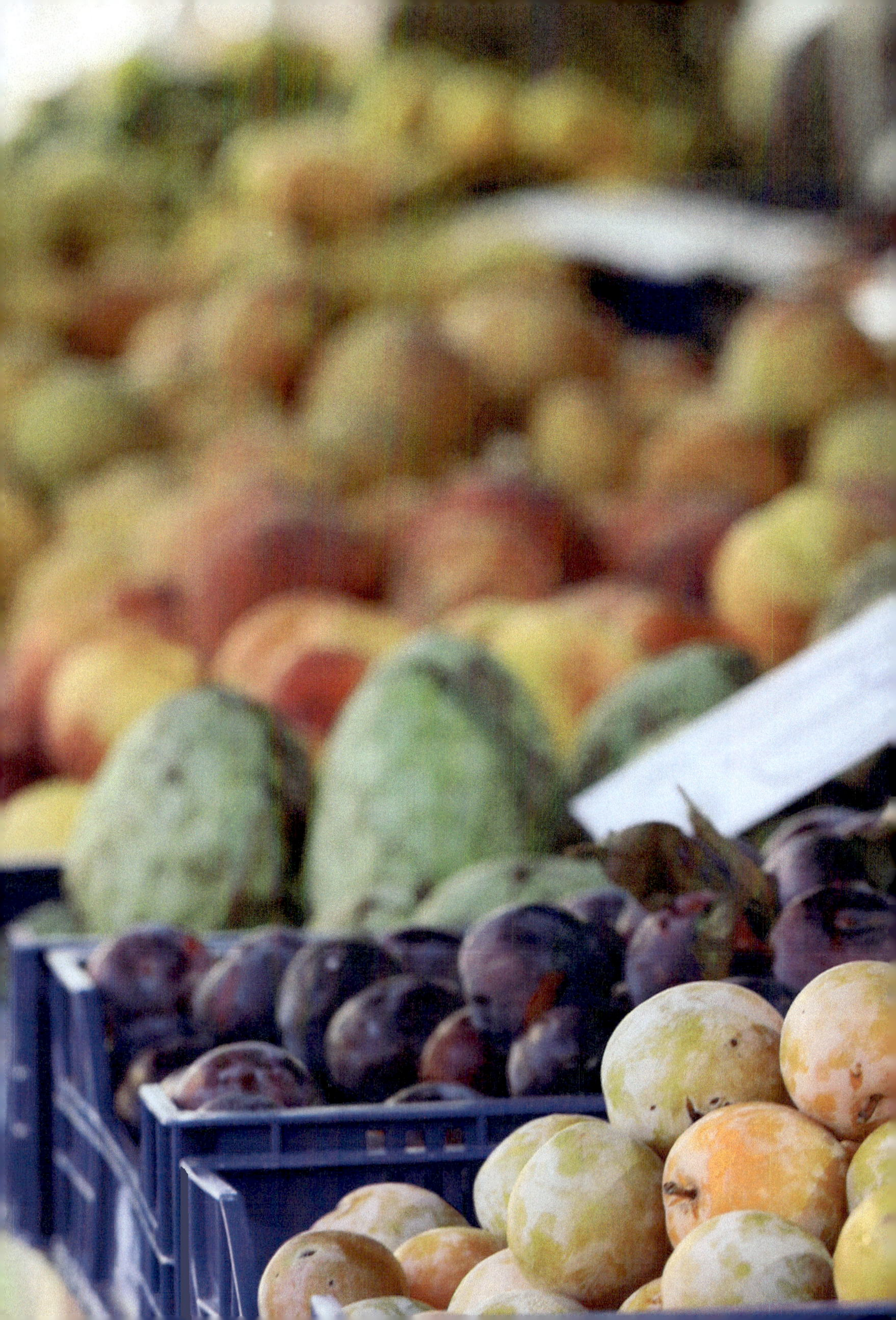

TEIL I

BASISCHE LEBENSWEISE IM ÜBERBLICK

Die Grundlagen

Wenn unserem Körper durch permanente Säureüberflutung (Fast Food, Softdrinks, Kaffee, Milchprodukte) zu viele Säuren zugeführt werden, benötigt unser Organismus Mineralstoffe, um diese Säuren (zu Salzen) zu neutralisieren. Andernfalls würden die reinen Säuren unseren Körper stark schädigen.

Stehen unserem Körper jedoch zu wenig Nährstoffe aus der Ernährung zur Verfügung, greift er auf unsere körpereigenen Mineralstoffdepots zurück (Haarboden, Knochen) und Haarverlust, brüchige Fingernägel können nur einige der ersten Anzeichen des daraus resultierenden Mineralstoffmangels sein. Auch Wasser und Fett zieht der Körper heran, um die gefährlichen Säuren zu verdünnen bzw. zu binden. Wasseransammlungen und Gewichtsstillstand sind hier als mögliche Folge zu nennen. Der Körper hält an Wasser und Fett fest, um Säuren unschädlich zu machen und somit Deinen Körper zu schützen.

- Säuren verbrauchen viele basische Mineralien (wie Magnesium und Kalium).
- Eine stark säurelastige Ernährung kann zu einem Mangel an wertvollen Nährstoffen führen.
- Die neutralisierten Säuren können in Form von Salzen im Bindegewebe und in den Muskeln abgelagert werden und sind auch häufig unter der Bezeichnung Schlacken bekannt.

Mit einer ungesunden Ernährung besteht also grundsätzlich bereits ein Verlust an wichtigen Vitalstoffen, womit der Körper immer weiter in einen Mangel hineinrutscht und weitere Störungen verursacht werden können. Wir leben im Überfluss, sind aber trotzdem vielfach mangelernährt aufgrund nährstoffarmer Nahrungsmittel. Eine basenreiche Ernährung und Lebensweise kann hier gezielt entgegenwirken.

Wobei kann Dir ein basischer Lifestyle helfen?

- Stärkung Deines Immunsystems
- Steigerung Deiner Energie
- Verbesserung Deines Stoffwechsels
- Verbesserung Deiner Haut
- Reduzierung Deiner Problemzonen
- Innere und äußere Zufriedenheit
- Gewichtsreduktion
- Minderung bei Neurodermitis, Schuppenflechten, Schwitzen, Cellulite

WAS BEDEUTET EIN BASISCHER LIFESTYLE?

Ein basischer Lifestyle bedeutet, dass Du Säurequellen in Deinem Alltag reduzierst und diese durch basenreiche Alternativen ersetzt. Anstatt säurebildenden Nahrungsmitteln, wie tierisches Eiweiß, Weißmehl, Zucker, Alkohol und Koffein, isst Du nun mehr basenreiche Lebensmittel, die Deinen Körper mit Mineralstoffen, Vitaminen und Ballaststoffen versorgen. Im Unterschied zu anderen Ernährungsweisen wird der Körper durch das Prinzip „Basen rein – Säuren raus" zusätzlich bei der Entgiftung unterstützt. Damit hilfst Du Deinem Körper, sich von bisherigen ungesunden Gewohnheiten endgültig zu befreien.

Im Wesentlichen besteht eine basische Lebensweise aus drei Bereichen

1. Basenreiche Ernährung

Natürliche, möglichst saisonale und regionale Lebensmittel

- Bei Verträglichkeit Rohkost, ansonsten gedünstete Speisen
- Drei Hauptmahlzeiten, basische Snacks bei Bedarf
- Mineralarmes, stilles Wasser und basische Tees
- Nahrungsergänzungen bei Bedarf zur Schlackenlösung und zur
- Auffüllung der Mineralstoffdepots

Empfehlenswerte Lebensmittel	• Glutenfreie Pflanzen (Hirse, Quinoa, Buchweizen, Amarant) • Kartoffeln, Gemüse, Obst, Mandeln, Nüsse, Kerne, Trockenobst, Hülsenfrüchte, hochwertige Pflanzenöle, Kräuter, Keimlinge und Sprossen

2. Entgiftung

Basische Anwendungen und Körperpflege, Wasser und basische Tees unterstützen die Ausleitung von Säuren und Giften.

3. Körper und Geist entspannen

Bewegung und eine ausgeglichene Lebensweise helfen, Stress zu reduzieren. Stress gehört ebenfalls zu den Faktoren, welche die Säureproduktion im Körper erhöhen.

Das Besondere an einem basischen Lifestyle

Das Besondere an der basischen Lebensweise ist die Verwendung von sehr nährstoffreichen Lebensmitteln, die Nahrungsmittel mit wenigen Nährstoffen und gleichzeitig vielen Kalorien ersetzen.

Der Schlüssel liegt somit nicht nur auf einer säurereduzierten Ernährung. Auch die Inhaltsstoffe Deiner Lebensmittel sind ein entscheidender Punkt.

Hierbei liegt der Fokus besonders auf pflanzlichen Lebensmitteln, welche die gesamte Vielfalt bieten, die unser Körper für einen reibungslosen Ablauf seiner Körperfunktionen benötigt.

LEGE DEINE SCHWERPUNKTE AUF DIE NÄHRSTOFFE

DIE BESONDERHEITEN EINER BASENREICHEN ERNÄHRUNG

- Wir ersetzen verarbeitetes Getreide und Weißmehlprodukte durch glutenfreie Pflanzen wie Quinoa, Amarant und Buchweizen und reduzieren dadurch automatisch ungesunde Kohlenhydrate.

- Wir erreichen durch das Ersetzen von verarbeiteten Produkten mit Zusatzstoffen durch frische Lebensmittel eine natürliche Sättigung ohne eine Belastung unseres Körpers mit künstlichen Stoffen, die unserem Körper zusätzlich schaden könnten.

- Durch die nährstoffreichen Lebensmittel können unsere Mineralstoffdepots wieder aufgefüllt werden.

- Basenreiche Ernährung verbessert nicht nur unsere Figur, sondern auch unser Hautbild.

- Du entkommst dem Heißhunger und Teufelskreislauf nach „mehr".

Basenreiche Ernährung füllt nicht nur unsere Nährstoffdepots auf und reduziert Säuren aus der Ernährung, sondern löst zusätzlich ältere Schlacken durch basische Tees. Basische Körperpflege und Anwendungen helfen gezielt unliebsame Problemzonen zu reduzieren und den Körper bei der Entsorgung von Giften zu unterstützen. Im Unterschied zu anderen Ernährungsweisen wird die Ausleitung von Giften und Säuren miteinbezogen.

BASISCH FIT LEITLINIEN

1. Start your day healthy

Durch einen basenreichen Start legst Du den Grundstein für Deinen weiteren Tag und vermeidest unkontrollierte Heißhungerattacken. Über Nacht hat Dein Körper Säuren und Gifte neutralisiert, welche morgens zur Ausscheidung bereitstehen. Belastest Du Deinen Körper früh am Morgen mit Säurebildnern wie Kaffee, Weißmehlprodukten und Zucker, behinderst Du diesen Entgiftungsprozess.

2. Ersetzen statt verzichten

Ersetze:

- Künstliche nährstoffarme Produkte mit Zusatzstoffen durch natürliche mineralstoffreiche Lebensmittel. Iss, was wächst!
- Herkömmliches Getreide durch glutenfreie Pflanzen.
- Zucker durch basenreiche Snacks und Obst. Sugar free but still sweet!
- Tierische Produkte durch pflanzliche Lebensmittel (zum Beispiel Gemüse- oder Lupinenbratlinge).

  Fleisch enthält sehr viele schwefelhaltige Aminosäuren, die zu Schwefelsäure, und sehr viele Purine, die zu Harnsäure verstoffwechselt werden. Hinzu kommen mögliche Hormonbelastungen und mögliche Medikamentenrückstände. Tierische Produkte können in der basenreichen Ernährung zwar als Beilage in Maßen integriert werden, es empfiehlt sich jedoch, diese möglichst durch pflanzliche Lebensmittel vollständig zu ersetzen.

- Softgetränke und Kaffee durch Kräutertees und stilles Wasser.

3. Nähre und entgifte Deinen Körper

- Erhöhe Deine Mineralstoffzufuhr durch besonders nährstoffhaltige Lebensmittel wie Sprossen, Keimlinge, Avocados und zum Beispiel Wildkräuter.
- Löse Schlacken durch Basentees, stilles Wasser und Gemüsesäfte.
- Unterstütze Deinen Körper bei der Ausscheidung von Säuren durch basische Anwendungen.

BASENREICHE ERNÄHRUNG IM ÜBERBLICK

Lebensmitteleinteilung

Dieses Buch versucht Dir eine gesunde natürliche basenüberschüssige Richtung zu zeigen und orientiert sich nicht an Tabellen. In diesem Buch findest Du basenreiche Lebensmittel, das heißt diese sind nicht hundertprozentig basisch bzw. basenbildend, aber sehr reich an vielen gesunden Nährstoffen, die Dir helfen, Dein Äußeres und Deine Gesundheit positiv zu beeinflussen. Nicht alle Lebensmittel müssen rein basisch bzw. basenbildend wirken, um gesund zu sein. Wenn ein Lebensmittel Säuren bildet (z.B. Hülsenfrüchte), bedeutet dies nicht automatisch, dass es ungesund ist.

Bei Basisch Fit dreht es sich um eine gesunde basenüberschüssige Lebensweise ohne Tabellen bestehend aus sehr nährstoffhaltigen Lebensmitteln und bei Bedarf pflanzlichen Ergänzungsmitteln.

Ich empfehle Dir die Lebensmitteleinteilung nach Peter Jentschura und möchte Dir damit einen Anstoß für eine basische Lebensweise geben. Nach Peter Jentschura wird eine Lebensmitteleinteilung empfohlen, die zu 80 % aus basenüberschüssigen Lebensmitteln wie Gemüse, Salate, Kartoffeln,

Keimlingen und Mandeln sowie zum Beispiel Trockenfrüchten besteht und zu 20 % säureüberschüssig sein kann, wozu zum Beispiel tierische Produkte zählen. Neutrale Lebensmittel, wie gesunde kaltgepresst Öle und Fette, können gerne in Maßen kombiniert werden. Neutrale Lebensmittel werden weder basisch noch säurebildend verstoffwechselt. Stark verarbeitete Industrieprodukte, Softdrinks und Weißmehlprodukte solltest Du besser meiden.

Lebensmitteleinteilung nach Peter Jentschura

80 % Deiner Lebensmittel sollten hiernach aus basenüberschüssigen Lebensmitteln und 20 % können aus säureüberschüssigen Produkten bestehen.

Basenüberschüssig (80 %)

Basen-überschüssig (80 %)	• Reifes Obst, Gemüse, Kartoffeln • Kräuter, Gewürze, Salate • Keime, Sprossen • Mandeln, Kerne, Nüsse wie Haselnüsse • Avocados • Glutenfreie Pflanzen • Wasser ohne Kohlensäure • Kräutertees

Zusätzlich zur Unterstützung des Säure-Basen-Gleichgewichts:

- Bewegung
- Frische Luft

Säureüberschüssig (20 %)

Säure-überschüssig (20 %)	• Hülsenfrüchte • Fleisch • Fisch • Honig • Kaffee • Sojaprodukte

Einige pflanzliche und tierische Lebensmittel gehören gemäß dieser Aufstellung ebenfalls zu den Säurebildnern. Warum? Hülsenfrüchte zum Beispiel sind zwar Säurebildner, enthalten aber im Gegensatz zu reinen Industrieprodukten noch für den Körper wichtige Nährstoffe und dürfen daher gerne auf Deinem Speiseplan stehen. Hinsichtlich der tierischen Produkte können diese 1- bis 2-mal pro Woche als kleine Beilage in eine basenreiche Ernährung integriert werden. Dies bleibt natürlich Dir überlassen. In diesem Zusammenhang möchte ich Dir jedoch das Buch „The China Study" von T. Colin Campbell empfehlen, wenn Du Dich zusätzlich über die möglichen Folgen tierischer Nahrungsmittel informieren möchtest.

Zusätzliche Säurebildner und Gifte:

- Stress
- Körperliche Überbelastung
- Umweltgifte (z.B. Abgase, Elektrosmog)
- Medikamente

Belastungen wie Abgase und Elektrosmog können wir kaum beeinflussen und gerade deswegen ist es besonders wichtig, schädliche Stoffe, die wir selbst steuern können, weitestgehend einzuschränken.

Neutrale Lebensmittel

Hochwertige pflanzliche Öle, Butter, Sahne

Die neutralen Lebensmittel können mit Deinen basenüberschüssigen Mahlzeiten kombiniert werden (z.B. Obstsalat mit etwas Sahne). Um tierische Produkte weitestgehend zu reduzieren, bietet sich anstatt herkömmlicher Sahne z.B. Kokossahne an. Möchtest Du auf Butter nicht verzichten, empfiehlt sich Rohmilchbutter von grasfressenden Tieren (nicht silogefüttert).

WIE KANN EINE BASENREICHE ERNÄHRUNG SICH AUSWIRKEN?

- Du fühlst Dich wacher.
- Du hast mehr Energie.
- Dein Wohlfühlgewicht kann sich einpendeln.
- Deine Haut wird frischer, Deine Haare voller, Fingernägel fester.
- Dein Stoffwechsel wird angekurbelt.
- Du bist ausgeglichener und schläfst besser.
- Dein Sättigungsgefühl setzt wieder ein.
- Du entgiftest und entschlackst.
- Du beugst Erkältungen vor und stärkst Dein Immunsystem.

Tipps zur basenreichen Ernährung

WAS SOLLTEST DU BEIM EINKAUFEN BEACHTEN?

Kaufe Lebensmittel ein, die möglichst unverpackt sind. Gesund ist meistens, wofür keine Werbung gemacht wird. Oftmals ist Ungesundes auch bunt verpackt. Überprüfe die Inhaltsstoffe Deiner Lebensmittel und lege sie besser zurück ins Regal, wenn Du die Namen nicht kennst oder nicht aussprechen kannst. Je länger die Zutatenliste auf der Verpackung ist, desto intensiver ist das Lebensmittel verarbeitet und umso mehr Gründe hast Du, das Produkt nicht zu kaufen.

Die meisten natürlichen unverarbeiteten Lebensmittel befinden sich in den äußeren Gängen der Supermärkte. Vermeide zu viele Dinge aus der Mitte des Ladens zu kaufen, diese sind fast ausschließlich verarbeitet.

Viele Zusatzstoffe sind völlig überflüssig und können leider auch gesundheitliche Folgen haben. So kann der Verzehr von Geschmacksverstärkern zum Beispiel dazu führen, dass unsere Geschmacksnerven degeneriert werden. Vielleicht kennst Du das Gefühl, immer mehr das Verlangen nach mehr Salz oder grundsätzlich mehr Gewürzen zu haben und einfaches Obst und Gemüse als zu wenig geschmacksintensiv zu empfinden. Eine der möglichen Folgen unserer künstlichen Produktwelt. Zusatzstoffe werden Nahrungsmitteln zugesetzt, um sie entweder geschmacksintensiver zu machen, besser aussehen zu lassen oder länger haltbar zu machen. Mit einem Zusatzstoff werden also zusätzliche Eigenschaften erzielt, das Endprodukt bleibt erhalten. Wird der Nährwert, der Geschmack oder der Geruch verändert, sprechen wir nicht von einem Zusatzstoff, sondern von einer Zutat. Zusatzstoffe werden durch E-Nummern gekennzeichnet. Diese Zusatzstoffe können einen tierischen Ursprung haben, ohne als solcher erkennbar zu sein. Als E-Nummer aufgeführt, können sich hier leichte vegane Fallen finden. Bienenwachs ist zum Beispiel unter der Nummer E 901 aufgeführt. Stoffe, die keine Wirkung auf das Produkt haben, sind offiziell keine Zusatzstoffe und müssen daher nicht auf der Packung angegeben werden.

Zusatzstoffe unterliegen natürlich einer Kontrolle, um eine gesundheitliche Schädigung auszuschließen. Handelt es sich jedoch nur um einen Verdacht der Schädigung, sind die Stoffe nicht verboten und finden sich trotzdem in unterschiedlichen Produkten. Daher schadet es also grundsätzlich nicht, Produkte mit Zusatzstoffen zu meiden. Ein weiterer Punkt ist neben den möglichen gesundheitlichen Folgen die Schädigung der Umwelt. Für die Gewinnung von Palmöl zum Beispiel werden riesige Flächen Regenwald gerodet, um Palmölplantagen anzubauen.

Oft wirst Du auf Produkte mit Hinweisen wie „ohne Konservierungsmittel" oder „ohne Geschmacksverstärker" treffen. Wenn die Zutatenliste trotzdem sehr lang ist, sollte Dich das stutzig machen. Es wird in diesem Fall häufig auf andere Zusatzstoffe ausgewichen, die rechtlich nicht als künstlich gelten, aber trotzdem überwiegend im Labor hergestellt werden.

Folgende Nummern stehen zum Beispiel unter gesundheitsschädlichem Verdacht, sind aber trotzdem in vielen gängigen Produkten enthalten.

E 210	Benzoesäure (Konservierungsstoff z.B. in Konserven)
E127	Erythrosin (Farbstoff z.B. in Fertig-Obstsalat enthalten)
E 220	Natriumnitrit (Konservierungsstoff in z.B. Fleisch, Wurstwaren)
E 280	Propionsäure (Kuchen/Backwaren – verhindert Schimmelbildung)
E 320	Butylhydroxyanisol (BHA) (Antioxidationsmittel in z.B. Chips, Saucen)
E 338	Phosphate, Phosphorsäure (Konservierungsmittel in z.B. Softgetränken)
E 951	Aspartam (Süßstoff in z.B. Light-Produkten)
E 620	Glutamat (Geschmacksverstärker z.B. in Tütensuppen, Chips)

Kaufe also, wenn möglich, (Bio-)Produkte ohne Zusatzstoffe sowie saisonale und regionale Lebensmittel. Letztendlich entscheidest Du, wo und was Du einkaufst, und das Reformhaus muss nicht mehr der alleinige Einkaufsort für gesunde Produkte sein. Im Supermarkt bekommst Du eine gute Auswahl an frischen Bio-Gemüse- und -Obstsorten, auch Nüsse und Samen sowie einige kaltgepresste pflanzliche Öle findest Du dort. Im Reformhaus wirst Du natürlich sehr viele basenreichen Produkte kaufen können, aber auch bietet hier heutzutage der Drogeriemarkt bereits günstigere Alternativen und Du bekommst dort Kokosöl, Leinsamen oder zum Beispiel glutenfreie Pflanzen wie Quinoa und Amarant. Ebenso bietet Dir das Internet eine gute Möglichkeit, Preise zu vergleichen und Dir die Produkte ins Haus zu estellen.

Lagerung von Obst und Gemüse

Wenn Du Dich basenreich ernähren möchtest, wirst Du Dir wahrscheinlich einen größeren Vorrat an Obst und Gemüse zulegen. Einige Obst- und Gemüsesorten wie Äpfel, Birnen, Pfirsiche und Nektarinen sondern Ethylengas ab, welches den Reifungsprozess anderer Sorten beschleunigt. Bananen, Mango und Avocado reifen besonders schnell in der Nähe dieser Sorten und sollten daher gesondert gelagert werden. Bei unreifen Produkten kannst Du diesen Effekt ausnutzen und die Lagerung dementsprechend gestalten, um das Nachreifen zu beschleunigen.

Reinigung von Obst und Gemüse

Leider wissen wir nicht, womit unser Obst und Gemüse heutzutage behandelt wurde oder wo und wie es gelagert wurde. Daher achte darauf, Dein Obst und Gemüse vorher gründlich zu waschen und am besten von chemischen Substanzen zu befreien. Dies kannst Du mit folgender Mischung:

- 1 Liter Wasser
- 0,25 ml Speiseessig oder Apfelessig
- 1 TL Natron
- Saft einer halben Zitrone

Vermische diese Zutaten und lege Dein Obst und Gemüse ca. 20 Minuten in diese Flüssigkeit, um es von chemischen Substanzen zu befreien. Eventuell bildet sich ein Film auf der Oberfläche. Anschließend spülst Du Dein Obst und Gemüse ab und kannst es verzehren.

EIN BASENREICHER TAG IM ÜBERBLICK

Wenn Du bisher wenig Obst und Gemüse gegessen hast, solltest Du Obst zunächst nur morgens, mittags Salate und ab 17 Uhr nur noch gedünstetes Gemüse oder Suppen essen. Auch ist es besser, in der Anfangsphase maximal 3 Obst- bzw. Gemüsesorten zu mischen.

Morgens

Ernährst Du Dich basenreich, unterstützt Du Deinen Körper bereits mit sehr vitalstoffreichen Lebensmitteln, womit Du Deine Körperdepots wieder auffüllen kannst. Gleichzeitig reduzierst Du dadurch Säuren. Unser Körper produziert jedoch permanent Stoffwechselreste, Säuren und Gifte, was Du besonders morgens beim Aufwachen bemerkst, wenn Dein Körper über Nacht entgiftet hat. Um Deinen Körper bei der Ausscheidung dieser Gifte am Vormittag zu entlasten, kannst Du ihn folgenderweise unterstützen:

1. Über Nacht haben sich Säuren und andere Stoffe in Deinem Mund gesammelt. Damit diese nun nicht sofort wieder mit dem Essen und Trinken in den Magen und Darm gelangen und somit zurück in Deinen Körper, ist es zu empfehlen, dass Du noch vor dem Frühstück Deine Zähne und Deinen Mundraum reinigst.

2. Nach der Zahnreinigung unterstützt Du den Entgiftungsprozess durch das Trinken von 1–2 Gläsern Wasser (still, mineralarm). Dadurch verdünnst Du die Säuren, die Dein Körper über Nacht zur Ausscheidung bereitgestellt hat, und reinigst Deinen Körper von innen. Das Wasser unterstützt Deine Nieren bei der Entgiftung und regt zusätzlich Deinen Darm und Stoffwechsel an.

3. Trockenbürstungen mit der Klosterbürste (siehe Teil III) regen Deine Lymphe und damit den Abtransport von Säuren an. Zusätzlich wird Dein Bindegewebe durch die Behandlung mit Bürstungen durchblutet und gestrafft.

4. Starte bestenfalls mit Obstsalaten oder Smoothies in den Tag, um Deinen Körper bei der Entgiftung zu unterstützen.

Vormittags

Unterstütze Deinen Körper durch reichlich stilles (Detox-)Wasser (siehe Rezepte) und Obst.

Mittags

Salate und Gemüse sowie Beilagen aus Hülsenfrüchten helfen Dir zu viel Energie für den Tag. Ergänze Deine Salate und Gemüse mit Kräutern wie Koriander, Rosmarin oder achte besonders auf Bitterstoffe. Diese sind z.B. in Chiroée oder Rucola enthalten und eignen sich wunderbar, um Deine Entgiftungsorgane zu unterstützen. Auch wirken diese appetitbremsend.

Nachmittags

Gönne Dir ab und zu ein basisches Eis oder einen Chiapudding (mit Chia sind die Samen der mexikanischen Chiapflanze gemeint, welche Du im Reformhaus kaufen kannst).

Um Deinen Körper mit zusätzlichen wichtigen Nährstoffen zu versorgen, ob nun zur Vorbeugung oder bei Problemen wie Haarausfall, brüchigen Fingernägeln oder bei Abgeschlagenheit, bieten sich tagsüber zusätzliche pflanzliche Ergänzungen wie zum Beispiel Gerstengras an. Gerstengras kann ich Dir besonders empfehlen, da hier neben lebenswichtigen Vitaminen wie B1, B2, B12, C, E auch lebenswichtige Mineralien (Calcium, Eisen, Zink und Natrium) sowie u.a. alle essentiellen Aminosäuren zu finden sind. Die hohe Vitalstoffdichte versorgt

Deinen Körper mit lebenswichtigen Nährstoffen in einer natürlichen für Deinen Körper gut verwertbaren Form. Synthetisch erzeugte Vitalstoffe kann unser Körper nur beding aufnehmen im Gegensatz zu diesen natürlichen pflanzlichen Nährstoffen. Gerstengras bitte nicht in heiße Getränke einrühren, weil sonst die Inhaltsstoffe zerstört werden.

Abends

Wenn Du mittags keine warme Mahlzeit hattest, kannst Du diese auch am Abend nachholen. Lediglich mit Rohkost solltest Du vorsichtig sein. Bereite Dir Ofengemüse zu oder Pfannengemüse, leckere Suppen oder Kartoffeln mit Quinoa, Hirse oder Hülsenfrüchten. Auch Gemüsebratlinge kannst Du essen.

- Vor dem Schlafengehen kannst Du noch einen beruhigenden basischen Abendtee trinken.

- Sogenannte Basenpuffer in Form von 1–2 TL Pflanzengranulat helfen Deinem Körper die in der Nacht anfallenden Säuren besser zu neutralisieren.

- Wenn Du morgens oft schwere Beine hast, kannst Du über Nacht basische Strümpfe tragen, die Deinen Körper ebenfalls bei der Entgiftung über Nacht unterstützen.

- Ebenso ist es empfehlenswert, am Abend noch etwas natürliches Vitamin C zum Beispiel aus Sanddorn zu sich zu nehmen. Am Abend unterstützt Vitamin C die Zellgeneration und somit auch den Schlackenabbau über Nacht.

Getränke

Trinke morgens viel stilles mineralarmes Wasser, Basentees oder auch mal eine Tasse Matcha (Latte) oder goldene Milch (ein Getränk aus

Pflanzenmilch und Kurkuma). Auch kannst Du Deinem Wasser mit Früchten ein wenig Geschmack verleihen (sog. Detoxwasser) oder etwas Wasser mit Brottrunk mischen. Birkenwasser oder Kokoswasser sind ebenfalls noch abwechslungsreiche Alternativen. Diese Getränke bekommst Du im Reformhaus oder auch im Drogeriemarkt. Gemüsesäfte kannst Du ebenfalls in Deinen Tagesplan integrieren, genauso wie in Maßen ein Glas frisch gepressten Obstsaft.

Somit hast Du nun einen Überblick, wie Dein basenreicher Tag aussehen kann. Damit Du auch die passenden Speisen dazu hast, bekommst Du im nächsten Kapitel Deine basenreichen Rezepte dazu.

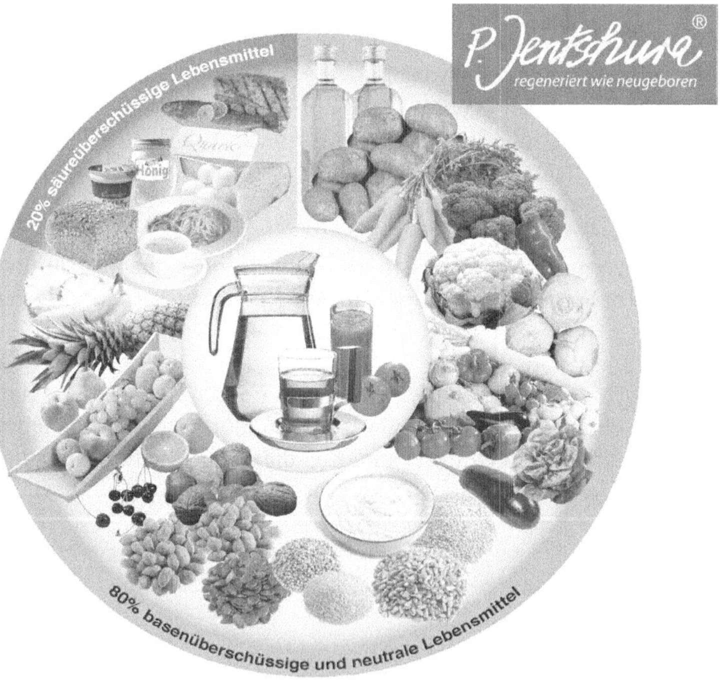

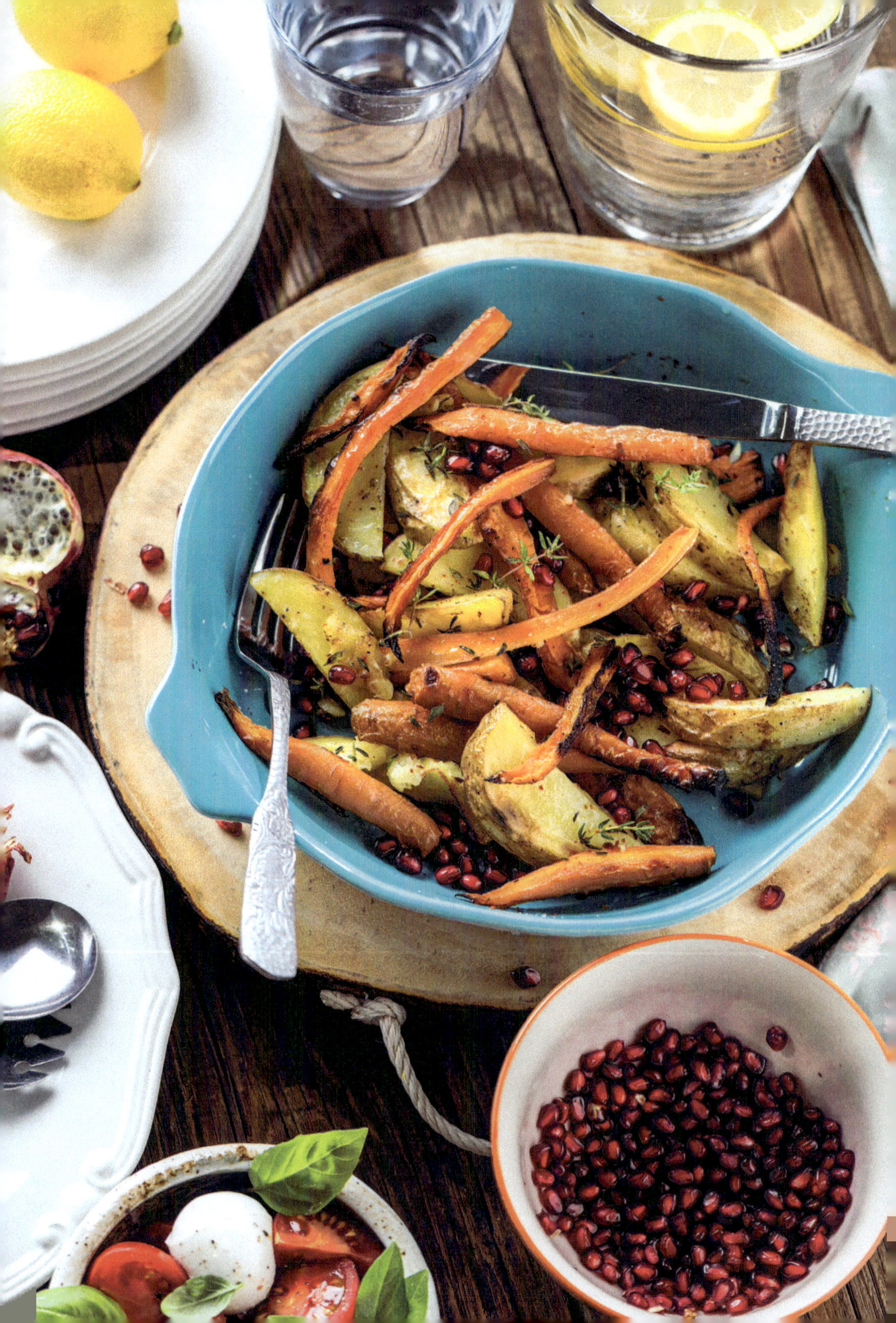

Teil II

Deine Rezepte für eine basenreiche Ernährung

Deine Rezepte für eine basenreiche Ernährung

Die folgenden Seiten enthalten einige Anregungen für Deine Mahlzeiten mit basenreichen Lebensmitteln.

Du kannst die Mahlzeiten untereinander austauschen, Zutaten variieren und angleichen. Besonders Pfannen- und Ofengemüse kannst Du jeden Tag neu variieren sowohl mit unterschiedlichen Beilagen aus Kartoffelgerichten, Hülsenfrüchten, glutenfreien Pflanzen, vegetarischen Bratlingen als auch mit unterschiedlichen Kräutern und Gewürzen.

Beachte, dass die basenreichen Lebensmittel auf Deinem Teller überwiegen und Du versuchst, säureüberschüssige Lebensmittel durch basenüberschüssige auszutauschen.

VORHER NOCH EIN PAAR TIPPS

VORRÄTE

Wenn Du Dich basenreich ernähren möchtest, ist es hilfreich, immer ein paar Vorräte im Haus zu haben. Aus Gemüse, Obst, glutenfreien Pflanzen, Leinsamen, Chiasamen und kaltgepressten Ölen kannst Du Dir viele unterschiedliche Mahlzeiten zaubern. Probiere aus, was Dir besonders gut schmeckt, und lege Dir einen kleinen Grundstock an gesunden Zutaten und Lebensmitteln an, damit Du immer gewappnet bist, wenn der kleine Hunger kommt.

Zu Deinen Vorräten könnten folgende Alternativen gehören:

- Gewürze: Vanille, Zimt, Curry, Ur-Salz, Kurkuma
- Glutenfreie Pflanzen: Hirse, Quinoa, Amarant oder Buchweizen
- Kaltgepresste Pflanzenöle: Kokosöl, Leinsamenöl, Olivenöl
- Mus: Mandelmus, Cashewmus, Kokosmus
- Pflanzenmilch: Kokosmilch, Mandelmilch
- Samen: Leinsamen, Chiasamen (Samen aus der Chia-Pflanze mit einer sehr hohen Nährstoffdichte)
- Trockenfrüchte: Datteln, Feigen
- Zusätzlich: Kartoffeln, Avocados, Nüsse, unterschiedliche Kräuterteesorten

ZUBEHÖR

Für eine basenreiche Ernährung sind teure Anschaffungen kein Muss. Es gibt tolles Zubehör in allen Preisklassen.

Zu Deinem Zubehör könnte zum Bespiel Folgendes gehören

- Apfelentkerner
- Dampfgarer, Dampfgareinsatz
- Dörrgerät
- Eisförmchen
- Eiswürfelbehälter
- Entsafter
- Gefrierbeutel
- Glasflaschen
- Kartoffelschäler
- Küchenreibe
- Matchabesen
- Mixer
- Obstbürste
- Ölzerstäuber
- Pürierstab
- Zitronenpresse

Hinweise zu den Rezepten

- Bei allen Rezepten mit Leinsamen ist es wichtig, dass Du sehr viel stilles mineralarmes Wasser (1–2 Liter) über den Tag verteilt trinkst.

- Es sind viele Rezepte mit Kokosmilch dabei. Ich liebe Kokosmilch, was aber nicht heißt, dass Du alle Rezepte genauso verwenden musst. Du kannst ganz einfach nach Deinem Geschmack die pflanzlichen Milchsorten anpassen und austauschen.

- Wenn Du keine weichen Kichererbsen aus dem Glas verwendest, die Kichererbsen über Nacht einweichen, Wasser abgießen und koche sie eine Stunde, bevor Du sie für weitere Speisen verwendest.

- Beim Kauf von Zimt achte besonders auf die Herkunft der Zimtsorte, da die günstigen Angebote wie Cassia-Zimt einen höheren Anteil des ungesunden Cumarin enthalten können, während der etwas teurere Ceylon-Zimt diesen Stoff nur in vergleichsweise geringen, unbedenklichen Mengen aufweist.

- Trockenobst bitte immer ungeschwefelt kaufen. Durch das Schwefeln werden wichtige Vitamine zerstört, weswegen Du besser zu ungeschwefelten Produkten greifen solltest.

- Gemüsebrühe bereitest Du Dir am besten selbst zu oder verwende bitte Bio-Gemüsebrühe ohne Glutamat, ohne Hefeextrakt, ohne Geschmacksverstärker, vegan.

- Bitte vermeide Dosen sowie Plastikverpackungen und kaufe Deine Zutaten frisch oder im Glas mit möglichst wenigen oder keinen Zusätzen.

- Das Kokosöl musst Du für die jeweiligen Rezepte eventuell vorher etwas in einer Pfanne anwärmen, damit Du es rezeptgemäß verwenden kannst.

- Gewürze wie zum Beispiel Salz und Pfeffer bitte immer nach eigenem Geschmack anpassen.

- Für das in den Rezepten verwendete Salz empfehle ich Dir Ur-Salz oder Kräutersalz bzw. Sesamsalz (Gomasio) aus Ur-Salz. Hier sind noch alle wichtigen Mineralien enthalten. Die Salze bekommst Du im Reformhaus. Achte aber auch beim Kauf von Kräutersalz darauf, dass keine Zusätze enthalten sind. Leider finden sich auch in den „gesunden" Salzen Zusatzstoffe wie zum Beispiel Glutamat.

- Bist Du bisher nur wenig Obst und Gemüse gewohnt, iss zunächst reine Obstsalate ohne weitere Zutaten oder beginne Deinen Morgen mit einem grünen Smoothie. Dies ist die beste Variante von allen. Gewöhne Dich langsam für eine bis zwei Wochen an reine Obstsalate und gib dann die weiteren Zutaten der Rezepte nach und nach hinzu.

- Hast Du bisher noch keine Erfahrung mit der basenreichen Ernährung, kannst Du auch erst für eine bis zwei Wochen mit einem basenreichen Frühstück (Obstsalat oder Smoothie) Deinen Tag beginnen und Dir die weiteren Mahlzeiten wie bisher zusammenstellen. Danach beginnst Du für eine weitere Woche, zu Deinem basenreichen Frühstück ein basenreiches Mittagessen in Deinen Tag einzubauen, ohne Dein Abendessen zu verändern. Nach der dritten Woche kombinierst Du nun auch ein basenreiches Abendessen.

- Alle Obst- und Gemüsesorten immer gründlich vor der Verwendung waschen. Wenn Du kein Bio-Obst verwendest, empfehle ich Dir, diese zu schälen.

Wo bekommst Du die Zutaten?

Das (Bio-)Gemüse und Obst bekommst Du in Deinem Supermarkt oder auf dem Wochenmarkt.

Im Reformhaus (RH) oder Drogeriemarkt (DM) kannst Du die folgenden Zutaten für die Rezepte kaufen:

- Buchweizenknäcke (Blumenbrot) (RH)
- Buchweizennudeln / Hirsenudeln (RH)
- Erdmandelflocken (RH)
- Cashewmus (RH)
- Chiasamen (RH, DM)
- Datteln (RH)
- Ghee (RH, DM)
- Hanfsamen (RH)
- Kichererbsenmehl (RH)
- Kokosblütenzucker (RH)
- Kokosflocken (RH)
- Kokosöl (RH, DM)
- Kokossahne (RH)
- Kräutersalz (z.B. Herbamare) (RH)
- Linsen-Spirelli (RH)
- Mandelmus (RH, DM)

- Pflanzenmilch (RH, DM)
- Quinoa (RH, DM)
- Stevia (pflanzlicher Süßstoff aus der Stevia-Pflanze) (RH, DM)
- Vanillepulver (RH)
- Vegane Pasten / veganer Aufstrich (RH, DM)
- Weinsteinpulver (RH)

Wie Du siehst, auch im Drogeriemarkt erhältst Du einige Zutaten wie zum Beispiel Kokosöl, Quinoa, Hirse, Kichererbsenmehl, Chiasamen sowie vegane Pasten und pflanzliche Milch. Bitte immer die unterschiedlichen Hersteller vergleichen, so dass so wenig wie möglich Zusatzstoffe in den Produkten enthalten sind.

Dies sind alles alternative Zutaten, die Du in einer basenreichen Ernährung vielfältig einsetzen und kombinieren kannst. Die Zutaten sind meistens lange haltbar und wenn Du Dich langfristig gesund ernähren möchtest, optimal für eine basenreiche Ernährung.

Gewöhnliche Zutaten

Mit Gemüse, Obst, glutenfreien Pflanzen, Kartoffeln, Gewürzen und kaltgepressten Ölen kannst Du Dir viele unterschiedliche Mahlzeiten zaubern. Probiere aus, was Dir besonders gut schmeckt. Besonders Kartoffeln, Bananen, Avocados, Samen und glutenfreie Pflanzen lassen sich besonders vielfältig einsetzen, ob nun in Form von Hauptspeisen, Beilagen oder Snacks. Aus Kartoffeln lassen sich Aufläufe, Kartoffelpfannen, Bratkartoffeln, Pommes oder Puffer herstellen, Bananen lassen sich zu Schokocremes, Eis, im Obstsalat oder Smoothies verarbeiten und aus Chiasamen oder Leinsamen kannst Du mit pflanzlicher Milch und Gewürzen einen „Joghurt" herstellen oder diese auch nur einfach als Zutat in einen Obstsalat ergänzen.

Neue Zutaten

Einige der genannten alternativen Zutaten hören sich für Dich vielleicht neu und exotisch an. Diese für Dich noch unbekannten und fremden Produkte sind natürlich kein Muss. Wenn Du Dich hauptsächlich von pflanzlichen Lebensmitteln ernährst, bist du schon einmal auf einem guten Weg in eine basenreiche Richtung. Schau Dich in der Gemüse- und Obstabteilung um und probiere dazu neue Gewürze. Hieraus lassen sich bereits viele tolle unterschiedlich Gemüsegerichte und Obstvarianten zubereiten. Ich kreiere ganz oft einfach nach Gefühl neue Gemüsepfannen, Aufläufe oder esse Obst zwischendurch, ohne irgendwelchen Schnickschnack. Allerdings wird oft angesprochen, dass Obst und Gemüse doch so langweilig wären. Werden dann neue Alternativen aufgezeigt, heißt es wiederum, diese wären exotisch und kompliziert in den Alltag einzubinden. Wie gesagt, alles ist ein „Kann", aber kein „Muss". Die neuen zusätzlichen Alternativen helfen Dir lediglich, einen Ersatz zu Deinen herkömmlichen Produkten zu finden, um nicht das Gefühl zu haben, Du müsstest nun auf alles verzichten. Somit ist es möglich, bisherige Getreidesorten durch glutenfreie Pflanzen zu ersetzen, das Ei im Kuchen durch Pfeilwurzelstärke, Deinen Joghurt durch einen Chiasamenpudding und anstatt Deiner herkömmlichen Müslimischung aus dem Supermarkt kannst Du Dir Pflanzengranulate oder Erdmandeln in Deinen Obstsalat mischen. Neue Empfehlungen sind lediglich Vorschläge und niemand wird dazu verpflichtet, Neues auszuprobieren.

Es ist jedoch schwierig mit Weizen, Joghurt und herkömmlicher Margarine eine basenreiche Ernährung durchzuführen. Wenn unsere bisherige Ernährung uns krankmacht und nicht guttut, bedeutet die Umstellung am Anfang etwas Bereitschaft und Mühe. Neben Gemüse und Obst haben wir die Möglichkeit, uns in Reformhäusern und Bioläden neue Anregungen zu holen. Die neuen Zutaten müssen jedoch probiert und variiert werden, nicht jeder verträgt dasselbe, nicht jedem schmeckt dasselbe. Dies ist unbequem, aber letztendlich muss sich jeder selbst entscheiden, ob er den bequemen Weg wie bisher weitergeht oder aktiv wird und bereit ist, sich auf das Abenteuer einzulassen. Natürlich ist dies auch eine Kostenfrage. Aber auch im Drogeriemarkt bekommst Du mittlerweile preiswerte gesunde Varianten und das Internet bietet viele Möglichkeiten zum Preisvergleich. Letztendlich müssen es nicht Superfoods aus fremden Ländern sein, sondern auch die Hagebutte, Löwenzahn und Giersch sind wahre Nährstoffbomben. Die Produkte aus Reformhäusern sind somit als Alternative und Möglichkeit in einer basenreichen Ernährung zu sehen, aber nicht als Voraussetzung.

> *„Auf Veränderung zu hoffen, ohne selbst etwas dafür zu tun, ist wie am Bahnhof auf ein Schiff zu warten.“*
>
> Unbekannt

EINIGE DER ZUTATEN, DIE DU UNTER DEN ALTERNATIVEN FINDEST, MÖCHTE ICH DIR FÜR EIN BESSERES VERSTÄNDNIS KURZ ERLÄUTERN.

Carob Pulver

Carob Pulver wird in der basenreichen Küche zum Beispiel als Ersatz für herkömmliches Kakaopulver genommen. Carob wird aus den Kernen des Johannisbrotbaums gewonnen.

Chiasamen

Die Samen der Chia-Pflanze sind besonders wegen ihrer wichtigen Nährstoffe und vielseitigen Verwendung sehr beliebt. Die Chia-Pflanze wächst in Mexiko und die Samen sind nicht nur gluten- und cholesterinfrei, sondern auch ballaststoffreich und wunderbar sättigend. Im Frühstücksmüsli, als Zutat in einem selbstgemachten Brot oder zusammen mit pflanzlicher Milch und etwas Zimt, Vanille oder rohem Kakao, die Chia-Samen lassen viel Freiraum für Kreativität.

Chlorella und Spirulina

Chlorella und Spirulina sind Algen, die sich besonders zur Entgiftung und Ausleitung von Säuren und Giften eignen. Zusätzlich enthalten Sie hochwertige Nährstoffe und zählen damit zu den sogenannten Superfoods.

Ghee

Ghee ist geklärte Butter, Dir vielleicht besser als Butterschmalz bekannt. Ghee enthält weder Eiweiß noch Milchzucker und besteht fast zu 100 Prozent aus Fett. Daher kannst Du Ghee auch zum Anbraten verwenden.

Glutenfreie Pflanzen

Zu den glutenfreien Pflanzen gehören zum Beispiel Buchweizen, Quinoa oder Amarant. Weil sie wie Getreide verwendet werden, aber kein Getreide sind, wird auch häufig der Begriff „Pseudo-Getreide" für die glutenfreien Pflanzen verwendet. Herkömmliches Getreide ist häufig überzüchtet und wird u.a. wegen des sehr hohen Glutengehalts von vielen Menschen nicht vertragen. Glutenfreie Pflanzen enthalten sehr viele gesunde Nährstoffe und sind daher auf jeden Fall eine gesündere Alternative zu herkömmlichen Getreidesorten. Mit ihrer gesundheitlichen Wirkung gehören sie in eine basenreiche Ernährung. Die glutenfreien Pflanzen bekommst Du auch in Flockenform, welche sich sehr gut für ein Müsli eignen.

Gojibeeren

Gojibeeren sind bei uns auch unter dem Namen Wolfsbeeren bekannt und kommen ursprünglich aus dem asiatischen Raum. Die Beeren sind besonders gut für die Augen und stärken durch ihre antioxidative Wirkung unser Immunsystem. Auch werden sie gerne zur Unterstützung bei Entgiftungskuren eingesetzt. Sie eignen sich sehr gut, um ein Müsli oder einen Smoothie zu ergänzen. Du solltest allerdings beim Kauf auf Bioqualität achten, da die Gojibeeren aus konventionellem Anbau belastet sein können.

Kokosblütenzucker

Kokosblütenzucker ist eine natürliche Alternative zu industriellem weißen Zucker. Allerdings schmeckt Kokosblütenzucker eher karamellig. Kokosblütenzucker ist reich an Nährstoffen und daher in einer gesundheitsbewussten Küche als Ersatz für herkömmlichen Zucker verwendbar.

Morgenstund Müsli

Bei Morgenstund Müsli handelt es sich um ein gesundes basenreiches Müsli aus glutenfreien Pflanzen, welches Du Dir schnell mit heißem Wasser aufkochen kannst. Das Müsli bekommst Du im Reformhaus.

Mus

Bei den Gerichten findest Du bei den Zutaten unterschiedliche Mus-Sorten. Mandeln, Erdnüsse oder Cashews werden zu Mandelmus, Cashewmus oder Kokosmus verarbeitet. Eine cremige ölige Konsistenz, die sich sehr gut als Grundlage für mehrere Gerichte verwenden lässt, wie zum Beispiel als Brotaufstrich, in Obstsalate oder für Smoothies. Sie sind durch ihre Inhaltsstoffe sehr gesund und durch ihren Fettgehalt einerseits Geschmacksträger, andererseits sehr sättigend. Aufgrund des hohen Kaloriengehalts sollten diese aber sparsam und bewusst eingesetzt werden.

Overnight Oats

Unter Overnight Oats versteht man die Speisen aus glutenfreien Pflanzen und/oder Samen, die Du Dir bereits abends für den nächsten Morgen zubereitest. Die Zutaten werden in pflanzlicher Milch oder Wasser über Nacht quellen gelassen und können dann am Morgen schnell mit etwas Obst ergänzt werden.

Pfeilwurzelstärke

Pfeilwurzelstärke ist ein glutenfreies Bindemittel aus einer tropischen Knollenpflanze.

Diese gesunde Alternative eignet sich für die Herstellung von Gemüsegerichten, Suppen, Soßen, Gelees und kann auch in Verbindung mit Wasser als Paniermittel anstelle von Ei und Milch verwendet werden. Pfeilwurzelstärke hat einen neutralen Geschmack und lässt sich daher auch gut zum (Brot) Backen verwenden.

Pflanzengranulat

Pflanzengranulate setzen sich aus einer Vielzahl von pflanzlichen Nährstoffen zusammen und sind somit eine ideale Ergänzung in einer basenreichen Ernährung. Pflanzengranulate bekommst Du im Reformhaus.

Stevia

Stevia wird aus der Steviapflanze gewonnen und ist ein Süßstoff, welchen Du zum Beispiel zum Süßen in Deinem Tee verwenden kannst. Hierfür gibt es Stevia auch als Tabs. Allerdings sei auch hier auf mögliche Zusätze hingewiesen, viele Stevia-Produkte sind mittlerweile leider gepanscht.

Superfoods

Superfoods sind Lebensmittel mit einem überdurchschnittlich hohen Nährstoffgehalt.

TischleinDeckDich

Dies ist ein basenreiches Fertiggericht aus Hirse und Buchweizen, welches Du Dir mittags oder zwischendurch schnell aufkochen und mit unterschiedlichen Gewürzen noch zusätzlich variieren kannst.

Weinsteinpulver

Als Alternative zu Backpulver kannst du Weinsteinbackpulver verwenden, welches sich aufgrund seiner gluten- und phosphatfreien Eigenschaft sehr gut für eine basenreiche Ernährung eignet.

Xylit

Bei Xylit handelt es sich um Birkenzucker aus Birkenrinde gewonnen. Diese Alternative zu Industriezucker ist nicht nur zahnfreundlich, sondern auch kalorienarm mit nur geringer Auswirkung auf unseren Blutzucker. Xylit ist ein Zuckeraustauschstoff und kann daher auch zum Backen verwendet werden. Du findest Xylit im Reformhaus oder auch manchmal im Supermarkt. Hier solltest Du aber kritisch die Zutatenliste prüfen und auf Produkte ohne Zusatzstoffe zurückgreifen.

Nun geht es aber los.

DEINE REZEPTE FÜR EINE BASENREICHE WOCHE

TAG 1

Frühstück - Erdmandelmüsli

Erdmandeln sind ein Knollengemüse und schmecken ähnlich wie Mandeln, daher der Name. Sie sind besonders reich an Kalium, Magnesium und Zink, daher bestens geeignet für eine basenreiche Ernährung.

ZUTATEN
½ Apfel, 1 EL Walnüsse, 2 EL Erdmandelflocken, 1 Handvoll Blaubeeren, 1 Handvoll Himbeeren, 1 Orange, Vanillepulver

ZUBEREITUNG
Den Apfel schälen, Gehäuse entfernen, klein schneiden. Das restliche Obst abwaschen, Orange auspressen. Obst mit Walnüssen, Erdmandelflocken vermischen. Mit etwas Orangensaft beträufeln und mit Vanille abschmecken.

Mittags - Hirsenudeln in Auberginen und Zucchini

Hirse ist glutenfrei und daher ein sehr guter Ersatz für alle glutenhaltigen Getreidesorten.

- Hirse enthält viel Silizium, was sehr wichtig für den Aufbau von Haut, Haaren und Nägeln ist.

- Diese glutenfreie Pflanze zählt nicht zu den basischen Lebensmitteln, wird aber in einer basenüberschüssigen Ernährung aufgrund ihrer zahlreichen Nährstoffe und dadurch überwiegend gesundheitlichen Wirkung integriert.

ZUTATEN
100 g Hirsenudeln (Reformhaus), 1 kleine Zucchini, 1 Zwiebel, 1 Knoblauchzehe, ½ Aubergine, 100 ml Gemüsebrühe, 4 Tomaten, 4 EL Olivenöl, Pfeffer, Ur-Salz

ZUBEREITUNG
Hirsenudeln nach Packungsanweisung in Salzwasser kochen. Zucchini und Auberginen waschen und mit einem Spiralschneider in Spaghettiform schneiden. Zwiebel schälen und kleinschneiden, Knoblauch pressen und in einer Pfanne mit Olivenöl etwas andünsten. Tomaten waschen, halbieren, Zucchini- und Auberginenspaghetti dazugeben, nach und nach etwas Gemüsebrühe einrühren und die Zutaten weiter leicht dünsten. Am Schluss alles unter die Hirsenudeln mischen.

! *Wenn Du das Bedürfnis hast, Deine Mineralstoffdepots aufzufüllen, kannst Du am Nachmittag und vormittags zusätzlich 2–3 TL Pflanzengranulat zu Dir nehmen.*

Abends – Basische Pommes mit Avocadodip

ZUTATEN
300 g Kartoffeln, Salz, Pfeffer, ½ Avocado, 1 Zitrone, ½ Knoblauchzehe, 4 EL Kokosöl

ZUBEREITUNG

Kartoffeln waschen, schälen und in kleine Pommesformen schneiden. In einer Schüssel die Pommes zusammen mit Kokosöl, etwas Salz und Pfeffer vermischen. Die Pommes auf ein mit Backpapier ausgelegtes Backblech geben und bei 180 Grad 20–40 Minuten unter Umdrehen knusprig backen.

Für den Dip Knoblauchzehe pressen, das Avocadofleisch zusammen mit Saft einer ½ Zitrone, etwas Salz, Pfeffer und Knoblauch zu einer Paste verrühren. Wenn Du die Avocado kaufst, solltest Du sie mit den Fingern etwas eindrücken können.

TAGESTIPP

Unsere Atmung ist eine großartige Möglichkeit, Säuren in Form von Kohlendioxid abzuatmen. Atme ab und zu bewusst 5 Sekunden tief ein, verfolge Deinen Atem im Kopf, halte 3 Sekunden Deinen Atem an und atme 10 Sekunden langsam und bewusst wieder aus. Dadurch, dass Du in Gedanken Deinen Atem verfolgst, atmest Du bewusster und tiefer.

TAG 2

Frühstück - Grüner Smoothie

Ein besonders gesunder Start in den Morgen ist ein grüner Smoothie. Durch das Mixen werden die Zellwände von Obst und Gemüse aufgebrochen und die Inhaltsstoffe können besonders gut von Deinem Körper aufgenommen werden.

- Eine gesunde Zutat ist zum Beispiel die Avocado. Die Avocado enthält Kalium, wichtige ungesättigte Fettsäuren, die Deinen Fettstoffwechsel unterstützen, und Vitamin A für eine schöne Haut. Zusätzlich fördert sie die Produktion von Glutathion. Dies ist ein Wirkstoff, der für die Reinigung der Leber von Giftstoffen notwendig ist.

- In diesem Smoothie bekommst Du zusätzlich durch die Hanfsamen, welche Du im Reformhaus erhältst, noch weitere wichtige Nährstoffe. Hanfsamen enthalten alle essenziellen Aminosäuren, Antioxidantien und Mineralstoffe wie Calcium, Magnesium, Kalium und Eisen.

ZUTATEN
100 g Blattspinat, 1 Handvoll Feldsalat, 1 Bio-Apfel, ½ Avocado, 1 EL geschrotete Hanfsamen, ½ Salatgurke, Saft einer Zitrone

ZUBEREITUNG
Schale der Avocado und Kern entfernen, Spinat, Feldsalat und Apfel waschen, Apfelstiel entfernen, den ganzen Bio-Apfel mit Avocadofleisch, den anderen Zutaten und mit 500 ml Wasser in einem Mixer verquirlen.

Mittags - Mango-Kartoffel-Suppe

Zur Kartoffel muss nicht viel gesagt werden, denke ich. Neben Vitaminen wie B1, B2 enthält die Kartoffel wichtige basische Mineralstoffe wie Magnesium und Kalium.

ZUTATEN
250 g Kartoffeln, 1 reife weiche Mango, 200 ml Kokosmilch cremig, ½ l Gemüsebrühe, Curry, Koriander, Kümmel, Chilipulver

ZUBEREITUNG
Kartoffeln schälen, in kleine Stücke schneiden, in Gemüsebrühe garkochen, etwas Gemüsebrühe abgießen. Mango schälen, würfeln, zu gekochten Kartoffeln geben. Nach und nach etwas Kokosmilch einrühren, 5 Minuten köcheln, alles pürieren. Je nach Konsistenz wieder Gemüsebrühe oder zusätzliche Kokosmilch hinzufügen. Wenn die Suppe die gewünschte Konsistenz erreicht hat, etwas Chili, Curry, Koriander, Kümmel oder Gewürze nach Geschmack hinzugeben.

Abends - Lauch-Süßkartoffel-Pfanne

Die Süßkartoffel ist nicht mit der Kartoffel verwandt. Sie enthält wenig Fett, dafür aber u.a. mehr Ballaststoffe als die Kartoffel sowie Vitamin C und E.

ZUTATEN
1 Süßkartoffel, 1 Stange Lauch, ¼ Bund Petersilie, 2 EL Olivenöl, 1 EL Kokossahne, 100–200 ml Gemüsebrühe, Kräutersalz, Schnittlauch

ZUBEREITUNG

Süßkartoffel schälen und in kleine Stücke schneiden. Lauch waschen, in Ringe schneiden. Petersilie waschen und zerkleinern. Alles zusammen mit Öl in einer Pfanne andünsten, etwas Kokossahne untermischen und etwas Gemüsebrühe hinzugeben. Umrühren und 15 Minuten dünsten lassen. Am Schluss mit Schnittlauch, Salz und Pfeffer abschmecken.

TAGESTIPP

Wie wäre es heute mit einem Basenbad? Bei einem Basenbad tauschst Du herkömmliche Badezusätze durch Basensalz aus. Basensalz bekommst Du im Drogeriemarkt oder Reformhaus und macht Dein Badewasser basisch. Dadurch werden Säuren aus Deinem Körper gezogen und das Basenbad verhilft Dir nicht nur zu samtweicher Haut, sondern ist auch optimal, um Problemzonen zu reduzieren. Ein basisches Bad eignet sich auch, um Dir nach einem anstrengenden Tag wieder ins Gleichgewicht zu helfen. Probiere es aus, denn nicht nur Dein Körper, sondern auch Dein Gemüt profitiert von den entsäuernden Eigenschaften eines Basenbads.

TAG 3

Frühstück - Cashew-Mandelmus mit Fruchtpüree

Cashews sind ein guter Magnesiumlieferant und Mandeln enthalten viele sättigende Ballaststoffe und Eiweiß. Mandeln gelten außerdem als sehr guter Appetithemmer. Als Frühstück sättigen sie daher hervorragend und halten lange vor.

ZUTATEN
40 g Cashews, 20 g Mandeln, 1 EL Erdmandelflocken, 1 Handvoll Datteln entsteint, 100 ml Wasser, 100 g Himbeeren, 100 g Blaubeeren, 1 Banane

ZUBEREITUNG
Cashews, Mandeln, Flocken, Datteln und Wasser im Mixer oder mit einem Pürierstab zu einem Mus vermischen. Das Mus auf einen tiefen Teller geben.

Beeren waschen und im Mixer oder mit einem Pürierstab pürieren. Das Püree über das Mus geben. Bananen in Scheiben schneiden und kleine Scheibchen auf das Fruchtpüree legen.

Mittags - Quinoa-Pfanne

Quinoa ist glutenfrei und eine sehr gute pflanzliche Eiweißalternative.

- Als überdurchschnittliche Quelle für Magnesium bietet sich diese glutenfreie Pflanze auch sehr gut bei der Vorbeugung von Migräne an.

- Quinoa soll hilfreich sein, die Blutgefäße zu entspannen, was somit einer Gefäßverengung vorbeugen kann, die für Migräne charakteristisch ist.

- Ebenso wie Hirse zählt auch Quinoa nicht zu den basischen Lebensmitteln, gehört aber aufgrund der überwiegend gesundheitlichen Wirkung mit seinen vielen gesunden Nährstoffen in eine basenreiche Ernährung.

ZUTATEN
50 Gramm Quinoa, Lauchzwiebeln, 100 g Austernpilze, 1 Zucchini, ½ Aubergine, 1 EL Kokosöl, Saft einer ½ Zitrone, Koriander, Salz, Pfeffer

ZUBEREITUNG
Quinoa wie auf der Packung beschrieben kochen. Lauchzwiebeln, Zucchini, Aubergine und Austernpilze waschen und klein schneiden. Lauchzwiebeln, Aubergine, Austernpilze und Zucchini mit etwas Kokosöl in einer Pfanne unter Umrühren für 5–10 Minuten anbraten. Gemüse mit Gewürzen abschmecken, Quinoa hinzugeben und am Ende alles mit Zitronensaft beträufeln.

Abends – Blumenkohlsuppe

Kalorienarm und daher für eine leichte Speise am Abend prädestiniert, liefert der Blumenkohl zusätzlich Vitamin C und ist leicht verdaulich.

ZUTATEN
500 g Blumenkohl, 250 g Kartoffeln, 1 Karotte, 1 Zwiebel, 1 Knoblauchzehe, 2 EL Olivenöl, 500 ml Gemüsebrühe, Kerbel, Pfeffer, Kräutersalz

ZUBEREITUNG
Blumenkohl, Karotten waschen, klein schneiden. Kartoffeln waschen, schälen und in kleine Stücke schneiden. Zwiebel zerkleinern, Knoblauch pressen und beides mit etwas Öl in einem Topf andünsten. Alleanderen Zutaten hinzugeben und in Gemüsebrühe ca. 25 Minuten kochen. Am

Schluss pürieren und mit Salz und Pfeffer abschmecken, etwas Kerbel hinzugeben.

TAGESTIPP

Wie wäre es heute mit 30 Minuten Bewegung? Bewegung baut nicht nur Stress ab, sondern regt zusätzlich unser Lymphsystem an. Unser Lymphsystem ist die „Müllabfuhr" unseres Körpers und sorgt dafür, dass Stoffwechselreste abtransportiert werden können. Allerdings besitzt unser Lymphsystem keine eigenen Muskeln, so dass wir über die Bewegung dem Abtransport nachhelfen müssen.

TAG 4

Frühstück – gedünstete Äpfel

An apple a day keeps the doctor away. Wenig Kalorien, dafür umso mehr Nährstoffe. Der Apfel besteht zu einem großen Teil aus Wasser und eignet sich besonders am Vormittag, um unseren Organismus bei der Entgiftung zu unterstützen.

ZUTATEN
2 Bio-Äpfel, 1 TL Cashewmus, Vanillepulver, Stevia, geraspelte Mandeln

ZUBEREITUNG
Äpfel waschen, schälen, das Kerngehäuse entfernen und in kleine Stücke schneiden. Mit etwas Vanille und Stevia bestreuen. Kokosöl in eine Pfanne geben und die Äpfel darin andünsten, bis sie weich, aber noch bissfest sind. Am Schluss auf einen Teller geben und Cashewmus sowie etwas geraspelte Mandeln dazugeben.

Mittags – Linsen-Spirelli mit Pesto

Linsen sind kleine Powerlieferanten mit einem beachtlichen Anteil an Protein, weswegen sie sich besonders auch für Veganer eignen. Zusammen mit einem weiteren hohen Anteil an Cholin sowie Magnesium eignen sich Linsen hervorragend, um die Verbrennung von Körperfett anzuregen.

ZUTATEN
100 g grüne Linsen-Spirelli (Reformhaus), 2 Handvoll Basilikumblätter, 2 EL Pinienkerne, 7–8 EL Olivenöl, Kräutersalz (z.B. Herbamare) und Pfeffer nach Geschmack

ZUBEREITUNG
Linsen-Spirelli: 3–5 Minuten in Salzwasser aufkochen.

PESTO
Basilikumblätter waschen, fein hacken. Pinienkerne fein hacken und stampfen, Olivenöl, Kräutersalz und Pfeffer mit Basilikum und Pinienkernen zu einer Paste zerdrücken und verrühren. Das Pesto am Abend vorher zubereiten und ein paar Stunden ziehen lassen.

Pesto über die Linsen-Spirelli geben. Bei Bedarf kannst Du noch kleine Stückchen Paprika und Tomaten in die Soße schneiden.

Das Pesto kannst Du auch für Gemüsedips und als Brotaufstrich verwenden oder zusammen mit Kartoffeln essen.

abends – Ofen-Kürbisstreifen

Die Farbe verrät es, Kürbisse enthalten viele Carotinoide. Diese Inhaltsstoffe gelten als Vorstufe des Vitamin A und sind damit sehr gut für unsere Augenfunktion.

ZUTATEN
½ Hokkaido, 1 TL Koriander, 1 Prise Chilipulver, Salz, Pfeffer, 1 Knoblauchzehe, ½ TL Oregano, ½ TL Rosmarin, Kokosöl

ZUBEREITUNG
Kürbis waschen, halbieren, Kerne entfernen und den Kürbis in dicke Streifen schneiden. Backofen auf 200 Grad vorheizen. Koriander, Chilipulver, etwas Salz, Pfeffer, gepressten Knoblauch, Oregano, Rosmarin mit Kokosöl (in einer Pfanne angewärmt) verrühren. Die Mischung zusammen mit den Kürbisstreifen in eine Schüssel geben und alles verrühren. Kürbisstreifen dann auf ein mit Backpapier ausgelegtes Backblech geben und backen, bis der Kürbis weich ist (ca. 20–30 Minuten).

TAGESTIPP
Unsere Füße sind unsere Hilfsnieren und eine tolle Möglichkeit, Säuren aus unserem Körper zu leiten. Wenn Du vor dem Fernseher sitzt oder Deine E-Mails checkst, kannst Du nebenher ein basisches Fußbad machen und ganz nebenbei Deinen Körper entgiften.

TAG 5

Frühstück - Bananenmus mit Granatapfel

Bananen sind reich an Magnesium und Kalium und eignen sich sowohl für einen sättigenden Start in den Tag als auch für einen gesunden basischen Snack zwischendurch. Granatäpfel zählen mit ihrem hohen Vitamingehalt und entzündungshemmenden Wirkungen zu den gesündesten Früchten überhaupt.

ZUTATEN
3 Bananen, Saft von 1 Orange, 1 Granatapfel, Vanille, Zimt

ZUBEREITUNG
Orange pressen, zusammen mit geschälten Bananen pürieren und mit Zimt und Vanille verfeinern. In eine kleine Schüssel geben. Granatapfel entkernen und die Kerne über die pürierten Bananen geben.

Mittags - Gemüse-Quiche

Anstatt herkömmlicher Mehlsorten kannst Du Kichererbsenmehl nutzen. Kichererbsen liefern gesunde Ballaststoffe und enthalten einen hohen Bestandteil an Eisen, eines der wichtigsten Nährstoffe dieser Hülsenfrucht. Hülsenfrüchte gehören zu den gesunden Säurebildnern.

ZUTATEN
250 g Kichererbsenmehl, 500 ml Wasser, ½ Brokkoli, 1 Lauchstange, 2 EL Kokosöl, 1 TL Olivenöl, Salz, Pfeffer, Rosmarin, Dill

ZUBEREITUNG
Kichererbsenmehl in eine Schüssel füllen, nach und nach etwas Wasser einrühren und zu einem Teig rühren. Den Teig eine Stunde stehen lassen.

Brokkoli und Lauch waschen, in kleine Stücke schneiden und in etwas Kokosöl andünsten, mit Rosmarin, Dill, Salz und Pfeffer würzen.
Das angebratene Gemüse und einen TL Olivenöl in den Kichererbsenteig geben und noch einmal mit Salz und Pfeffer abschmecken. Teig in eine mit Backpapier ausgelegte Springform geben und im auf 240 Grad vorgeheizten Backofen ca. 20 Minuten backen. Nach 20 Minuten die Temperatur auf 180 Grad verringern und weitere 10 Minuten backen. Danach alles auskühlen lassen.

Abends - Kartoffelsuppe

ZUTATEN
500 g Kartoffeln, 1 Zwiebel, 1/2 l Gemüsebrühe

ZUBEREITUNG
Kartoffeln und Zwiebel waschen, schälen und klein schneiden. Beides in Gemüsebrühe ca. 20 Minuten garen.

TAGESTIPP
Ist Dir bewusst, wie viele chemische Stoffe wir durch Kosmetika über unsere Haut aufnehmen? Nach dem Duschen kannst Du Dich einfach mal anstatt mit herkömmlicher Duschlotion mit Kernseife abspülen oder einen Schwamm in Basenwasser tunken und die Lösung über Deinen Körper laufen lassen. Für das Basenwasser einfach etwas Kaiser Natron in etwas Wasser auflösen. Die basische Flüssigkeit auf Deinem Körper sorgt dafür, dass der Selbstfettungsprozess Deiner Haut und die Entgiftung angeregt werden.

TAG 6

Frühstück – Buchweizenknäcke deftig

Als weitere glutenfreie Quelle bietet sich Buchweizen an. Buchweizen gehört zu den Knöterichgewächsen und soll bei Diabetes, Krampfadern und Bluthochdruck helfen. Gekeimter Buchweizen zählt mit seinen Vitalstoffen sogar als Superfood.

Buchweizenknäcke, auch Blumenbrot genannt, bekommst Du im Reformhaus und kannst Du mit veganer Paste bestreichen oder Gemüse belegen.

ZUTATEN
1–2 Buchweizenknäcke (Reformhaus), ½ Avocado oder vegane Paste (Reformhaus), Tomaten, Gurken

ZUBEREITUNG
Buchweizenknäcke mit veganer Paste bestreichen und mit Tomaten und Gurken belegen. Alternativ das Fleisch einer Avocado zerdrücken und als Paste auf die Scheibe streichen.

Mittags – Kartoffelpuffer

ZUTATEN
250 g Kartoffeln, 200 g Karotten, 2 EL Kokossahne, 1 TL Zitronensaft, Salz, 5 EL Kokosöl, 2 Äpfel, Xylit, 4 EL Dattelsirup

ZUBEREITUNG
Kartoffeln und Karotten waschen, schälen und grob reiben. Dann zusammen mit Kokossahne, Zitronensaft, Salz verrühren. Kokosöl in einer

Pfanne erhitzen. In einer Pfanne Kartoffelpuffer formen und auf beiden Seiten goldbraun braten.

Kerngehäuse der Äpfel entfernen und die Äpfel in dicke Scheiben schneiden. Die Scheiben in einer Pfanne auf beiden Seiten mit etwas Xylit andünsten. Abwechselnd Puffer und Apfelscheiben aufschichten und alles mit Dattelsirup beträufeln.

Dattelsirup: Um Dattelsirup herzustellen, mischst Du 100 g Datteln (entsteint) mit etwas Wasser zu einer cremigen Masse. Gib zuerst die Datteln in einen Mixer und dann nach und nach etwas Wasser hinzu, bis eine sirupartige Konsistenz entsteht.

Abends - Rote Beete mit Kichererbsen

Rote Beete ist nicht jedermanns Geschmack, besticht aber durch den wichtigen Bestandteil Betain, ein sekundärer Pflanzenstoff. Dieser aktiviert unsere Leberzellen und ist somit sehr wichtig für den Entgiftungsprozess unseres Körpers.

ZUTATEN

150 g Kichererbsen, 1 Zwiebel, 2 vorgegarte Rote Beete, 1 Bund Petersilie, Olivenöl, 1 TL kaltgeschleuderten Honig, 1 Prise Chilipulver, Salz, Pfeffer, 1 EL Sesamsalz

ZUBEREITUNG

Die Zwiebel schälen, klein schneiden, die Rote Beete (besser mit Einweghandschuhen) klein schneiden. Beides mit klein geschnittener Petersilie und Kichererbsen verrühren. Etwas Olivenöl, Honig, Sesamsalz, Pfeffer, Chilipulver hinzugeben, nochmal umrühren.

TAGESTIPP

Wie wäre es heute mal mit einem Saunabesuch? Vorher kannst Du Dich mit einer basischen Lösung einreiben (löse etwas Basensalz oder Kaiser Natron in Wasser und reibe Dich damit ein, oder mache ein Peeling mit Basensalz), womit Du den Entgiftungsprozess nochmal aktiv anregst. Deine Haut wird dadurch noch zarter und reiner nach dem Saunagang.

TAG 7

Frühstück - Chiabrot mit Feigenmarmelade

Chiasamen liefern wichtige Fettsäuren, die für unseren Körper lebensnotwendig sind und entzündungshemmend wirken.

Die Feige ist grundsätzlich ein toller Snack für zwischendurch. Warum? Feigen sind reich an Ballaststoffen, Enzymen, Mineralstoffen (Eisen, Magnesium, Phosphor, Kalzium) und Vitaminen und gehören damit zu den basischsten Lebensmitteln, die es gibt. Und das ist längst noch nicht alles:

- Die kleine ballaststoffreiche Feige hilft beim Abnehmen, denn der Blutzucker wird aufgrund der optimalen Zuckerzusammensetzung reguliert und die Ballaststoffe verhelfen zu einer schnelleren Sättigung.
- Die enthaltenen Vitamine A, C und E helfen präventiv bei Augenkrankheiten.
- Aufgrund ihres hohen Anteils an Eisen und Folsäure eignet sich die Feige sehr gut bei Eisenmangel.
- Die Mineralstoffe Kalzium, Phosphor, Eisen, Mangan, Zink und Magnesium verbessern die Konzentrationskraft und stärken die Nerven.
- Die Feige enthält B1, auch als Stimmungsvitamin bekannt, sowie B2, B3, B5, B6 und B9. Das Protein Tryptophan beugt schlechter Stimmung vor.
- Die Feige steht bei den kalziumhaltigen Früchten ganz oben und eignet sich daher bei einer Laktoseintoleranz oder einer veganen Lebensweise zur Kalziumversorgung.

ZUTATEN
100 g Kokosöl, 5 EL Honig kaltgeschleudert, 150 g Mandelmehl, 20 g Buchweizenmehl, 50 g Kokosraspeln, 70 g Chiasamen, 2 TL Weinstein-Backpulver, 4 EL Apfelmus, 100 g Blaubeeren, 2 Bananen, 1 Prise Salz

ZUBEREITUNG
Chiabrot: Ofen auf 180 Grad vorheizen. Chiasamen in 1 Tasse Wasser 5 Minuten quellen lassen, dann zusammen mit Mandelmehl, Buchweizenmehl, Honig, angewärmtem Kokosöl, Honig, Kokosraspeln, Weinstein-Backpulver und etwas Salz verrühren. Banane schälen und mit Apfelmus (Reformhaus, ungesüßt oder selbstgemacht) pürieren, Blaubeeren dazugeben und unter die andere Masse geben, umrühren und mischen. Teig in eine mit Backpapier ausgelegte Form füllen und ca. 1 Stunde in den Ofen geben. Danach 1–2 Stunden abkühlen lassen, erst dann anschneiden.

Dazu kannst Du Feigenmarmelade essen

ZUTATEN
150 g frische Feigen, 20 g Honig kaltgeschleudert, 120 ml Wasser, 1 EL Chiasamen, 1 TL Vanillepulver, 1 EL Kokosmus

ZUBEREITUNG
Feigenstiele entfernen, Feigen waschen und klein schneiden. Die Schale muss nicht entfernt werden. Zusammen mit Honig, Wasser, Vanille in einem Topf bei mittlerer Hitze unter Umrühren ca. 20–30 Minuten köcheln. Danach Kokosmus und Chiasamen hinzugeben und pürieren. Abkühlen lassen.

Mittags - Detoxsalat

Bitterstoffe sind besonders wichtig, da sie den Abtransport von Säureüberschuss aus dem Gewebe und den Entgiftungsprozess unterstützen.

- Bitterstoffe werden leider heute aus Obst und Gemüse oftmals rausgezüchtet, weil der Verbraucher den süßen Geschmack bevorzugt.
- Daher ist es gut, wenn Du Bitterstoffe ab und zu in Form von Rosenkohl, Chicorée oder Rucola in Deinen Speiseplan integrierst.

ZUTATEN
4 Radieschen, 1 Radicchio, ½ Bund Rucola, 3 Chicoréeblätter, Pfeffer, Salz, Curry, 2 EL Olivenöl, 1 Apfel, ½ Birne, 1 TL Sonnenblumenkerne, 1 TL Kürbiskerne, Zitronensaft einer ½ Zitrone

ZUBEREITUNG
Radieschen, Radicchio, Rucola und Chicorée waschen, klein schneiden bzw. in kleine Stückchen zupfen. Dressing aus Zitrone, Öl, Curry, Salz und Pfeffer anrühren und unter den Salat geben.
Apfel und Birne waschen, klein schneiden und in den Salat mischen. Sonnenblumen- und Kürbiskerne über den Salat streuen.

abends - Quinoa mit Ofentomaten

ZUTATEN
2 große Kirschtomaten, 1 Knoblauchzehe, Oregano, Rosmarin, Thymian, Salz, Pfeffer, 3 EL Olivenöl, 70 g Quinoa, 50 g Linsen, 500 ml Gemüsebrühe

ZUBEREITUNG

Backofen auf 175 Grad vorheizen. Tomaten putzen, in Hälften schneiden und mit den Schnittflächen nach oben ganz nah nebeneinander in eine Auflaufform geben. Knoblauch quer in sehr dünne Scheiben schneiden und diese zwischen den Tomaten verteilen. Klein geschnittene Kräuter über die Tomaten streuen und alles mit etwas Olivenöl beträufeln. Im Ofen ca. 40 Minuten garen.

Quinoa und Linsen abspülen bzw. wie auf Packung beschrieben mit Gemüsebrühe zubereiten.

Tomaten darauf verteilen und Sud unter Quinoa und Linsen vermischen.

DER KLEINE HUNGER ZWISCHENDURCH

Solltest Du in diesen 7 Tagen vormittags oder nachmittags Appetit bekommen, kannst Du Dir einen gesunden Snack zaubern. Als Snack eignen sich am besten Gemüsesticks oder Obst der Saison. Dazu gibt es noch ein paar zusätzliche Anregungen, die Du Dir in Maßen ab und zu gönnen kannst:

Avocado-Schiffchen

Die Avocado möchte ich Dir grundsätzlich besonders ans Herz legen. Avocados gibt es als Guacamole, im Salat, als Zutat für eine Schokocreme oder als Snack zwischendurch.

Diese kleine Zwischenmahlzeit sättigt lange und liefert viele wichtige Nährstoffe, die Energie und Kraft für den Tag geben. Meistens heißt es, dass Avocados eine Fettbombe seien und dick machen würden. Ganz sicher enthält eine Avocado mehr Fett als andere Obstsorten (Avocados gehören zu den Lorbeergewächsen), doch in angemessenen Mengen ist die Avocado mit ihren vielen tollen Eigenschaften nicht nur ein Gesundheits-, sondern auch ein Schönheitsbooster.

WAS IST SO BESONDERS AN AVOCADOS?

- Avocados haben entgiftende Eigenschaften und helfen somit, unseren Körper zu reinigen.
- Avocados sind reich an Folsäuren, somit besonders für werdende Mütter von Bedeutung.
- Avocados sind reich an Vitamin C und schützen daher nicht nur unser Immunsystem, sondern können vorzeitiger Alterung vorbeugen.

- Avocados enthalten neben Vitamin C auch sehr viel Vitamin D (wichtig für die Knochen), Vitamin E, B6 und K.
- Avocados enthalten Wirkstoffe, die sich sehr gut auf die Augen auswirken.
- Avocados helfen bei maßvollem Genuss beim Abnehmen, da sie unglaublich viele Mikronährstoffe haben, die unser Körper braucht, um unseren Stoffwechsel in Schwung zu bringen.
- Avocados haben eine entzündungshemmende Wirkung.
- Avocados können den Cholesterinspiegel senken.

TIPP
Wenn Du die Avocado leicht eindrücken kannst, ist sie für den Verzehr geeignet. In diesem Zustand solltest Du sie dann auch recht zügig verzehren, da sie sonst schnell braun und matschig wird. Wenn Du nur eine Hälfte essen möchtest, so bewahre die zweite Hälfte inklusive Kern auf. Dieser enthält Enzyme, die vor dem Braunwerden schützen. Eine andere Möglichkeit wäre die Aufbewahrung in einer Frischebox mit einer halben Zwiebel, die durch ihre Ausdünstung ebenfalls vor einem vorzeitigen Braunwerden schützt.

ZUTATEN
½ Avocado, 1 TL Hanfsamen, 2 TL Bohnen, 3–4 Cherrytomaten, Salz, Pfeffer, Zitrone

ZUBEREITUNG
Cherrytomaten halbieren, Avocado halbieren und eine Hälfte mit etwas Zitrone beträufeln, salzen, pfeffern und mit Cherrytomaten, Hanfsamen, Bohnen füllen. Einfach aus der Schale löffeln.

Basentorte

ZUTATEN
1 Wassermelone, 1 Becher Schlagsahne, Mandelsplitter, 100 g Himbeeren, 200 g Blaubeeren

ZUBEREITUNG
Bei einer mittleren Wassermelone oben und unten die Schale flach abschneiden (Tortenform), so dass sie stehen kann, danach rundrum die restliche Schale entfernen. Mit Schlagsahne oben und an den Seiten bestreichen und mit Himbeeren, Blaubeeren und Mandelplättchen belegen.

Fingerfood

ZUTATEN
3 Salatherzen, 1 EL Mandelmus, 1 Banane

ZUBEREITUNG
Salatherzen mit etwas Mandelmus bestreichen, Banane in Scheiben schneiden und die Salatherzen damit belegen.

Hirsekonfekt

ZUTATEN
100 g gemahlene Braunhirse, 50 g geraspelte Mandeln, 3 EL Dattelsirup, Vanille, etwas Wasser

ZUBEREITUNG
Alle Zutaten vermischen und in kleine Konfektecken formen. Im Kühlschrank fest werden lassen.

Kakao-Brownies

ZUTATEN
1 Süßkartoffel, 100 g Kokosöl, 4 EL Honig kaltgeschleudert, 1 Prise Vanille, 1 TL Weinstein-Backpulver, 2 EL Apfelmus, 1 EL Kokosmehl, 1 EL Mandelmehl, 5 EL roher Kakao

ZUBEREITUNG
Ofen auf 190 Grad vorheizen. Süßkartoffeln waschen, schälen, raspeln.
Kokosöl schmelzen und zusammen mit der geraspelten Süßkartoffel und den anderen Zutaten vermischen. Als dicke Schicht auf ein mit Backpapier ausgelegtes Backblech geben. Eine halbe Stunde backen, abkühlen lassen und in Brownie-Stücke schneiden.

Kakaokugeln

ZUTATEN
40 g Datteln entsteint, 60 g getrocknete Feigen, 20 g Cashews, 2 EL Kakaonibs (Reformhaus), 1 EL geschrotete Leinsamen, 2 EL Kokosraspeln, etwas Wasser, roher Kakao

ZUBEREITUNG

Die Zutaten mit etwas Wasser zu einer Masse verrühren und kleine Kugeln formen. Diese in Kakao rollen und für ein paar Stunden in den Kühlschrank legen.

Melonen-Eiscreme

ZUTATEN

1 gefrorene Banane, 250 g gefrorene Melone, 1 TL Matchapulver

ZUBEREITUNG

Die Banane kurz antauen lassen, alle Zutaten mit 2 EL Wasser in den Mixer, auf niedrigster Stufe langsam zu einer Creme verquirlen.

Rote Grütze

ZUTATEN

250 g Erdbeeren, 200 g Blaubeeren, 100 g Himbeeren, Saft einer ½ Orange, 1 TL Kokosblütenzucker, Vanillepulver

ZUBEREITUNG

Beeren waschen, Grün entfernen, pürieren, Orange pressen, alle Zutaten zusammen in einem Topf etwas aufkochen und andicken. Abkühlen lassen und dann kaltstellen.

Schoko-Chia-Pudding

ZUTATEN
2 EL Chiasamen, 2 TL roher Kakao, 1 Prise Vanillepulver, 250 ml Mandelmilch, 1 Prise Stevia

ZUBEREITUNG
Chiasamen, Vanille, Stevia und Kakao in die Milch verrühren und 2–3 Stunden quellen lassen.

Zimtgelee

ZUTATEN
3 EL Chiasamen, 250 ml Kokosmilch, 1 kleiner TL Zimt

ZUBEREITUNG
Die Chiasamen zusammen mit Zimt ca. 20 Minuten in Kokosmilch quellen lassen. Ab und zu umrühren.

WIE GEHT ES NACH 7 TAGEN WEITER?

Nun hast Du den Einstieg in eine Woche basenreiche Ernährung geschafft. Um weiterhin motiviert zu bleiben, findest Du anbei einen weiteren Plan für vier Wochen und dazugehörige Rezepte mit weiteren Anregungen für Deine basenreiche Ernährung und Lebensweise.

Wenn Dir die Mahlzeiten für den Anfang zu ungewohnt sind, kannst Du 1- bis 2-mal pro Woche Säurebildner wie Fisch oder Fleisch ergänzen (Tag 3/5, 10/12, 17/19, 24/26). Wichtig ist, dass diese immer mit Basenspendern kombiniert werden, somit sind Deine Mahlzeiten mit einem Verhältnis von 80/20 immer noch basenüberschüssig.

VEGETARIER

Natürlich können tierische Beilagen grundsätzlich weggelassen und ersetzt werden. Die meisten basischen Lebensmittel sind sowieso vegetarisch/vegan, da viel Gemüse, Obst und Hülsenfrüchte auf Deinem täglichen Speiseplan stehen.

Ergänze Deine Gerichte anstatt mit Fleisch und Fisch zum Beispiel einfach mit Gemüsebratlingen, Bohnen und Linsen.

4-WOCHEN-PLAN BASENREICHE ERNÄHRUNG

Pro Tag jeweils morgens und nachmittags 1–1,5 l stilles mineralarmes Wasser trinken. Bei sportlicher Betätigung zusätzlich pro 30 Min. ½ l Wasser.

NEM Nahrungsergänzungsmittel, nach Bedarf z.B. Gerstengras, Pflanzengranulat (in Abstimmung mit einem Heilpraktiker oder Arzt)
HV Handvoll

TAG	MORGENS	VORM.	MITTAGS	NACHM.	ABENDS	ANWENDUNG
1	1 TASSE BASENTEE, NEM, OBSTSALAT	1 APFEL	NEM, PILZPFANNE MIT HIRSE	BANANE, 1 HV ERDBEEREN, 1 HV BLAUBEEREN	GEMÜSEBRÜHE SELBSTGEMACHT	30 MINUTEN BEWEGUNG, TROCKENBÜRSTUNG
2	1 TASSE INGWERTEE, NEM, BASISCHES MÜSLI	1 TASSE BASENTEE, CHIA-PUDDING	NEM, KARTOFFELN AYURVEDISCH MIT GEMÜSE	GEMÜSESTICKS	BASENSUPPE	BASISCHES VOLL- ODER FUSSBAD
3./5.	1 TASSE BASENTEE, NEM, KNÄCKE AUS BUCHWEIZEN MIT VEGETARISCHER PASTE, GEMÜSESTICKS	1 TASSE BASENTEE, ½ SMOOTHIE	1 TASSE BASENTEE, NEM, ANTIPASTI MIT OD. OHNE PAMASCHINKEN	½ SMOOTHIE	BUCHWEIZENNUDELPFANNE	TROCKENBÜRSTUNG

TAG	MORGENS	VORM.	MITTAGS	NACHM.	ABENDS	ANWENDUNG
4.	1 TASSE BASENTEE, NEM, APFELBRATLINGE	1 TASSE BASENTEE, 2 GETROCKNETE FEIGEN	1 TASSE BASENTEE NEM, SCHWARZE-BOHNEN-PIZZA	1 BIRNE, ENERGIERIEGEL	LEINSAMENKNÄCKE MIT AVOCADOCREME	30–40 MINUTEN BEWEGUNG
6.	1 TASSE BASENTEE, NEM, 1 GEHALTVOLLER SMOOTHIE	1 TASSE BASENTEE, ½ HV STUDENTENFUTTER	1 TASSE BASENTEE, NEM, TOMATENSALAT	1 TASSE BASENTEE, 1 GRÜNER SMOOTHIE	PFANNENGEMÜSE	30 MINUTEN BEWEGUNG ODER BASISCHES VOLL- ODER FUSSBAD
7.	1 TASSE BASENTEE, NEM, OBSTSALAT	1 TASSE BASENTEE, 1 HV ERDBEEREN	2 TASSEN BASENTEE, NEM, KARTOFFEL-ZUCCHINI-AUFLAUF	GEMÜSESTICKS	BROKKOLIPFANNE, 1 HV MANDELCHIPS	TROCKENBÜRSTUNG
8.	1 TASSE BASENTEE, NEM, GRÜNER SMOOTHIE	2 TASSEN BASENTEE, LEINSAMENKNÄCKE MIT HUMMUS	2 TASSEN BASENTEE, NEM, KARTOFFELN MIT QUINOA	1 APFEL, 1 HV HIMBEEREN	PFANNENGEMÜSE	BASENMANTEL, 30–40 MINUTEN BEWEGUNG, TROCKENBÜRSTUNG
9.	1 TASSE BASENTEE, NEM, OBSTSALAT	1 TASSE BASENTEE, 2–3 KOKOS-KUGELN	2 TASSEN BASENTEE, NEM, SPROSSENSALAT	1 TASSE BASENTEE, 1 VEGANER PROTEINSHAKE	KICHERERBSENBRATLINGE MIT GEMÜSE GEDÜNSTET	BASISCHES VOLL-ODER FUSSBAD

TAG	MORGENS	VORM.	MITTAGS	NACHM.	ABENDS	ANWEN-DUNG
10./12.	1 TASSE BASENTEE, NEM, VEGANE PANCAKES	1 TASSE BASENTEE, BASISCHE MANDEL-SCHNITTE	1 TASSE BASENTEE NEM, MANGO-QUINOA-PFANNE	1 PRO-TEIN-SHAKE FRUCHTIG	BASENSUPPE	
11.	1 TASSE BASENTEE, NEM, BASISCHES MÜSLI	1 TASSE BASENTEE, 2–3 GE-TROCKNETE DATTELN	1 TASSE BASENTEE, NEM, PELL-KARTOFFELN MIT QUARK	1 MATCHA-LATTE, 1 BANANE	PFANNEN-GEMÜSE	BASENMAN TEL, 30–40 MINUTEN BEWEGUNG
13.	1 TASSE BASENTEE, NEM, MORGEN-STUND-MÜSLI	1 TASSE BASENTEE, CHIA-PUDDING	1 TASSE BASENTEE, NEM, KOHLRABI-KARTOFFEL-PFANNE	1 TASSE BASENTEE, 1 HANDVOLL STUDEN-TEN-FUTTER	KARTOFFEL-CREMESUPPE	LYMPHDRAI-NAGE, 30 MINUTEN BEWEGUNG ODER BASISCHES VOLL-ODER FUSSBAD
14.	1 TASSE BASENTEE, NEM, 1 SMOOTHIE	1 TASSE BASENTEE, 1 ENERGIE-RIEGEL	2 TASSEN BASENTEE, NEM, OFENGEMÜSE	GEMÜ-SE-STICKS	POMMES AUS KICHER-ERBSEN	30–40 MINUTEN BEWEGUNG
15.	1 TASSE BASENTEE, NEM, LEINSAMEN-KNÄCKE MIT CHIA-MARMELADE	1 TASSE INGWERTEE, 1 BANANE, 1 HV BLAU-BEEREN	1 GLAS KO-KOSWASSER, NEM, PILZPFANNE MIT HIRSE	1 BASISCHES EIS	SPICY RED SOUP	BASEN-MANTEL, 30 MINUTEN BEWEGUNG

TAG	MORGENS	VORM.	MITTAGS	NACHM.	ABENDS	ANWEN-DUNG
16.	1 TASSE INGWERTEE, NEM, BASISCHES MÜSLI	1 TASSE BASENTEE, 1 ENERGIE-RIEGEL	1 GLAS BIR-KENWASSER, NEM, HIRSEPAELLA	1 APFEL	BOHNEN-PFANNE	BASISCHES VOLL-ODER FUSSBAD
17./ 19.	1 TASSE BASENTEE, NEM, BASENBROT (ALVITO) MIT VEGETA-RISCHER PASTE (RH)	1 TASSE BASENTEE, 1 MUFFIN	1 TASSE BASENTEE, NEM, QUINOA-HIRSE-BRATLINGE	1 HV CASHEWS	OFENGEMÜSE	LYMPH-DRAINAGE, TROCKEN-BÜRSTUNG
18.	1 TASSE BASENTEE, NEM, KOKOS-MARONEN-PUDDING	1 TASSE BASENTEE, 3 GETROCK-NETE DATTELN	1 TASSE BASENTEE, NEM, SÜSSKAR-TOFFEL-CURRY	1 BIRNE	SÜSSKAR TOFFEL-SUPPE	BASEN-MANTEL, 30–40 MINUTEN BEWEGUNG
20.	1 TASSE BASENTEE, NEM, OVERNIGHT OATS	1 TASSE BASENTEE, 1 STÜCK HONIG-MELONE, 1 NEKTARINE	1 TASSE BASENTEE NEM, VEGANE SPAGHETTI	1 TASSE BASENTEE, 1 ENERGIE-RIEGEL	1 PROTEIN-SHAKE	30 MINUTEN BEWEGUNG ODER BASISCHES VOLL- ODER FUSSBAD
21.	1 TASSE BASENTEE, NEM, BASISCHES MÜSLI	1 TASSE BASENTEE, 1 GRANA-TAPFEL	2 TASSEN BASENTEE, NEM, DATTEL-GERSTE-SALAT	1 TASSE GOLDENE MILCH	OFENGE-MÜSE, 1 HV CHIPS AUS GERÖSTETEN KICHER-ERBSEN	30–40 MINUTEN BEWEGUNG

TAG	MORGENS	VORM.	MITTAGS	NACHM.	ABENDS	ANWEN-DUNG
22.	1 TASSE BASENTEE, NEM, STARTER-SUPPE	2 TASSEN BASENTEE, 1 SMOOTHIE	2 TASSEN BASENTEE, NEM, SALAT – KUNTERBUNT	1 GRAPEFRUIT	LEINSAMEN-CRACKER / VEGANER AUFSTRICH (RH)	
23.	1 TASSE BASENTEE, NEM, OVERNIGHT OATS	1 TASSE BASENTEE, 1 ENERGIE-RIEGEL	2 TASSEN BASENTEE, NEM, FELDSALAT	1 TASSE INGWERTEE, 1 BASISCHES EIS	KARTOFFELN MIT PESTO	BASISCHES VOLL- ODER FUSSBAD
24./ 26.	1 TASSE BASENTEE, NEM, BASISCHES MÜSLI	1 TASSE BASENTEE, CHIAPUD-DING	1 TASSE BASENTEE, NEM, GRÜNE KARTOFFEL-PFANNE	1 ORANGE	KARTOFFEL-SALAT	SAUNA
25.	1 TASSE BASENTEE, NEM, APFELBRAT-LINGE	1 TASSE BASENTEE 1 APFEL	1 TASSE BASENTEE, NEM, FELDSALAT	GEMÜSE-STICKS	KÜRBIS-CREME-SUPPE	30–40 MINUTEN BEWEGUNG
27.	1 TASSE BASENTEE, NEM, 1 GEHALT-VOLLER SMOOTHIE	1 TASSE BASENTEE, 1 ENERGIE-RIEGEL	1 TASSE BASENTEE, NEM, HIRSESALAT	1 TASSE BASENTEE, 3–5 MANDELN	OFENGEMÜSE	30 MINUTEN BEWEGUNG ODER BASISCHES VOLL- ODER FUSSBAD
28.	1 TASSE BASENTEE, NEM, GRÜNER SMOOTHIE	1 TASSE BASENTEE, 1 KIWI, 1 ORANGE	2 TASSEN BASENTEE, NEM, POPPEY-SALAT	GEMÜSE-STICKS	BASENSUPPE	30–40 MINUTEN BEWEGUNG

Deine Rezepte für eine langfristige basenreiche Ernährung

Hier findest Du die weiteren Rezeptanregungen für Deine basenreichen Tage. Nimm die Rezepte als Basis, probiere und passe sie einfach nach Deinem Geschmack und Bedarf an.

FRÜHSTÜCK

Bitte denke daran, am besten ist es immer reinen Obstsalat zu essen ohne weitere Zutaten und zu Beginn Deiner Ernährungsumstellung nicht mehr als maximal 3 Sorten zu mischen. Auch mit Toppings sollte immer sparsam umgegangen werden. Beginne zunächst mit einem Topping wie Erdmandelflocken und ergänze nach Deinem Befinden weitere Zutaten wie Nüsse und Samen. Ein sehr gutes Topping ist zum Beispiel ein Pflanzengranulat.

Apfelbratlinge

ZUTATEN
1–2 Äpfel, 2 Eier, 6 EL Kokossahne, 1 Prise Zimt, Vanille, Salz, 10 g Kokosöl, Zimt, Vanille

ZUBEREITUNG
Äpfel waschen, schälen, entkernen und raspeln. Ei, Sahne, 1 Prise Vanille, 1 Prise Salz miteinander verrühren. Das Kokosöl in der Pfanne erhitzen und Äpfel weich dünsten, mit etwas Zimt und Vanille bestreuen, Äpfel in eine Schüssel geben. Die Ei-Sahnemischung dazugeben und alles verrühren. Nun in Form von kleinen Bratlingen mit Kokosöl braten.

BROTE

Brot kannst Du Dir aus einer Mischung verschiedener Mehle aus Buchweizenmehl, Mandelmehl, Leinsamen oder Kokosmehl selbst machen. Basenüberschüssiges Brot gibt es auch von der Firma Alvito aus Buchweizen, Süßkartoffeln, Samen und Kräutern im Reformhaus oder übers Internet zu kaufen.

Alternativ kannst Du auch Brot aus gekeimtem Getreide essen. Nur Getreide in gekeimter Form ist basisch. Dies enthält alle essentiellen Aminosäuren sowie Vitamine, Mineralstoffe und Nährstoffe im Gegensatz zu ungekeimten Broten aus Auszugsmehlen. Gekeimtes Brot bekommst Du in einigen Bäckereien oder auch im Internet. Natürlich kannst Du dieses auch selbst machen.

Brot kernig

ZUTATEN
½ Tasse Sonnenblumenkerne, ½ Tasse geschrotete Leinsamen, ½ Tasse Mandeln oder Cashews, 1½ Tassen Buchweizenmehl oder Kokosmehl oder Mandelmehl, 2 EL Chiasamen, 4 EL Flohsamenschalen, 1 EL Dattelsirup, 2 EL Kokosöl, 1,5 Tassen Wasser, 3 TL Johannisbrotkernmehl, 1 TL Meersalz,

ZUBEREITUNG
Chia- und Leinsamen in einer Tasse Wasser 5–10 Minuten quellen lassen. Dann alle Zutaten in einem Mixer mischen und in eine kleine Kastenform mit Backpapier füllen, die Form nicht fetten. 8–12 Stunden gehen lassen. Den Backofen auf 180 Grad vorheizen, 20 Minuten backen und dann das Brot auf das Backblech stürzen. Nochmal für 40 Minuten backen. Wenn das Brot beim Draufklopfen hohl klingt, ist es fertig.

Buchweizenknäcke (Blumenbrot) mit Gemüse

ZUTATEN
1 Scheibe Buchweizenknäcke (Blumenbrot/Reformhaus), Rohmilchbutter oder Bohnenbutter, Blattsalat, Paprika, Tomate, Delikata (herb-würzige Gewürzmischung/Reformhaus)

ZUBEREITUNG
Blumenbrot aus Buchweizen mit Rohmilchbutter oder Bohnenbutter bestreichen. Blattsalat, kleine Stückchen Paprika und Tomaten auf dem Brot verteilen. Paprika und Tomate mit etwas Delikata würzen.

Buchweizenknäcke mit vegetarischer Paste

ZUTATEN
1 Scheibe Buchweizenknäcke (Blumenbrot/Reformhaus), vegetarische Paste (Reformhaus) nach Geschmack (zum Beispiel Senf-Dill; Meerrettich-Apfel), Paprika, Tomate, 1 TL Wurzelkraft, Delikata-Würzmischung (Reformhaus)

ZUBEREITUNG
Blumenbrot aus Buchweizen mit vegetarischem Brotaufstrich bestreichen und die Wurzelkraft gleichmäßig auf das Brot streuen. Kleine Stückchen Paprika und Tomaten auf dem Brot verteilen. Paprika und Tomate mit etwas Delikata würzen.

Dinkelbrot

ZUTATEN
2½ Tassen Ur-Dinkelmehl (http://www.inabell-urkorn.de/), 1 Tasse Quinoamehl, 2 TL gemahlene Flohsamenschalen, 1½ TL Weinstein-Backpulver, 3 Tassen Pflanzenmilch, ½ Tasse geschmolzenes Kokosöl, 1 TL Meersalz, ½ TL Xylit, Zimt nach Geschmack

ZUBEREITUNG
Ofen auf 180 Grad vorheizen und eine Brotbackform vorfetten. Bis auf Milch und Öl alle Zutaten vermischen, dann alles mit der Milch und dem Kokosöl zu einem Teig verarbeiten. Den Teig in die Brotbackform gießen und ca. 40 Minuten kross backen.

Leinsamenknäcke / -cracker

ZUTATEN
2 Tassen Leinsamen geschrotet, 1 EL Flohsamenschalen, 1 EL Chiasamen, 5 getrocknete Tomaten (Reformhaus), 1 rote Paprika, Curry, Kräutersalz, Pfeffer, Basilikum

ZUBEREITUNG
Leinsamen, Flohsamenschalen und Chiasamen in 250 ml Wasser 20 Minuten einweichen und quellen lassen, danach das überschüssige Wasser abgießen. Tomaten mit der Paprika im Standmixer vermischen und die Mischung zu den Samen geben. Gewürze nach Geschmack hinzugeben, alles kräftig vermischen und die relativ flüssige Mischung auf Backpapier geben und im Backofen bei 180 Grad unter Umdrehen trocknen. Im Sommer können die Cracker auch über ein, zwei Tage an der Luft trocknen. Die Cracker können mit Avocadocreme oder veganen Pasten aus dem Reformhaus bestrichen und mit Tomaten/Salat/Gurke belegt werden.

Nussbrot

ZUTATEN
300 Gramm verschiedene Nüsse oder Studentenfutter oder Sesam, Pinienkerne, Kürbiskerne, Sonnenblumenkerne, Leinsamen, Chiasamen, 75 g Kokosöl, 20 g Mandelmehl, Salz, Pfeffer, Kräutermischung nach Wahl

ZUBEREITUNG
Chiasamen in einer Tasse Wasser 10 Minuten quellen lassen, mit Mandelmehl vermischen, Körner oder Nüsse kleinraspeln und unterheben, das Kokosöl dazugeben, mit Salz und Pfeffer würzen oder eine Kräutermischung nach Wahl dazugeben. Nach Geschmack kannst Du auch mit Oliven ergänzen. Alles in einem Mixer vermischen, in eine Brotform geben und bei 160 Grad eine Stunde backen.

Rosinenbrot

ZUTATEN
200 g Mandeln, 100 g Sonnenblumenkerne, 50 g Rosinen, 30 g Datteln, 1 Banane, Vanille, Zimt

ZUBEREITUNG
Mandeln und Sonnenblumenkerne getrennt über Nacht einweichen und anschließend abgießen. Alle Zutaten in der Küchenmaschine oder einem Mixer zu einer einheitlichen Masse vermischen und in eine mit Backpapier ausgelegte Kastenform füllen. Bei 180 Grad backen.

BROTAUFSTRICHE / DIPS

Avocadocreme

ZUTATEN
½ Avocado mit etwas Zitronensaft, Salz und Pfeffer mischen und zu einer Creme rühren.
oder
2 EL Olivenöl, Gewürze nach Wahl, 1 TL Mandelmus, ½ Avocado

ZUBEREITUNG
Alles vermischen.

Mandelaufstrich

ZUTATEN
3 EL weißes Mandelmus, 1 TL Zitronensaft, 1 Prise Gomasio (Sesamsalz)

ZUBEREITUNG
Zutaten verrühren, bis sich eine feste Masse ergibt. Im Kühlschrank lagern.

Chiamarmelade

ZUTATEN
200 g Erdbeeren, Himbeeren oder Heidelbeeren, 3 EL Chiasamen, 3–5 EL Xylit oder 1 Prise Stevia

ZUBEREITUNG
Obst in einem Topf mit Xylit und etwas Wasser aufkochen. Nach dem Abkühlen im Mixer mit den Chiasamen pürieren.

Hummus

ZUTATEN
250 g Kichererbsen, 1 EL Sesampaste (Reformhaus), 1 EL Zitronensaft, 1 Knoblauchzehe, 2 EL Olivenöl

ZUBEREITUNG
Kichererbsen über Nacht in Wasser einweichen, Wasser abgießen und in neuem Wasser die Kichererbsen eine Stunde weichkochen. Zusammen mit allen Zutaten in einen Mixer geben und cremig pürieren. Etwas salzen und pfeffern.

Mayo-Dip

ZUTATEN
3 EL weißes Mandelmus, 1 EL roher Senf, 150 ml Wasser, Saft einer ½ Zitrone, 50 ml Olivenöl, ½ TL Salz, Pfeffer

ZUBEREITUNG
Alle Zutaten ohne Öl in einem Mixer oder einer Küchenmaschine auf unterster Stufe kurz mixen. Nun das Öl nach und nach hinzugeben, bis die Mischung immer fester wird.

Spicy Dip

ZUTATEN

½ Tasse Sonnenblumenkerne, ½ Tasse Cashews, Saft einer ½ Zitrone, 1 EL Wasser, 1 Knoblauchzehe, 1 EL Mandelmus, ½ Salatgurke, Salz, Pfeffer

ZUBEREITUNG

Sonnenblumenkerne einige Stunden in Wasser einweichen, abgießen und mit Wasser, Zitronensaft, Mandelmus und Knoblauch im Mixer oder einer Küchenmaschine cremig mixen. Konsistenz nach Belieben mit etwas Wasser anpassen. Mit Salz und Pfeffer würzen. Gurke raspeln und in die Mischung rühren.

BUTTER

Bohnenbutter

ZUTATEN
1 Tasse Butterbohnen, 3–4 EL Olivenöl, 1 Knoblauchzehe, Salz, Kurkuma

ZUBEREITUNG
Die Bohnen über Nacht in Wasser einweichen. Abspülen und bei niedriger Temperatur für 45 Minuten kochen, bis sie weich sind. Bohnen abgießen, abspülen, abkühlen lassen. Die abgekühlten Bohnen und die anderen Zutaten in einer Küchenmaschine oder einem Mixer vermischen, bis sich eine glatte und cremige streichfeste Konsistenz bildet.

Olivenbutter

ZUTATEN
100 ml Olivenöl, Salz, Pfeffer

ZUBEREITUNG
Olivenöl mit Salz und Pfeffer abschmecken und in einem Behälter im Kühlfach gefrieren lassen. Auch mit Mandelöl kannst Du diesen Aufstrich herstellen.

KÄSE VEGAN

Käse kannst Du sehr leicht mit etwas Mandelmus oder Cashewkernen selbst machen.

Käse aus Cashewkernen Variante 1

Hier ist ein ganz einfaches Rezept, das Du nach Belieben würzen und verändern kannst.

ZUTATEN
200 g Cashews, 120 ml Brottrunk, 1 TL Kräutersalz

ZUBEREITUNG
Du weichst die Cashews über Nacht in Wasser ein, gießt das Wasser ab und mixt die Casehews zusammen mit dem Brottrunk und etwas Salz in einem Mixer zu einer cremigen Masse. Die Mischung kannst Du abschließend noch durch ein Wäschetuch drücken, damit die restliche Flüssigkeit entweicht.

Den Käse dann auf ein Butterbrotpapier geben, nochmal würzen, einwickeln und etwa 10 Tage im Kühlschrank reifen lassen.

Käse aus Cashewkernen Variante 2

ZUTATEN
50 g Cashewkerne, 2 EL Flohsamenschalen, 200 ml Wasser, Saft einer ½ Zitronen, Pfeffer, Salz, Kräuter

ZUBEREITUNG
Cashewkerne ca. 2 Stunden einweichen, Flohsamenschalen mit 200 ml Wasser quellen lassen. Alles zusammen mit Zitronensaft, Pfeffer, Salz und Kräuter nach Geschmack vermischen. Die Mischung im Kühl-

schrank einige Stunden in einer kleinen Schale kaltstellen. Wenn Du die Mischung am Ende stürzt, hast Du einen Mozzarella.

Käse aus Mandelmus Variante 1

ZUTATEN
2 EL weißes Mandelmus, 50 ml Sojamilch, 1 TL Gemüsebrühe, Paprikapulver, Kurkuma, Pfeffer

ZUBEREITUNG
Mandelmus und Milch cremig rühren. Gemüsebrühe, etwas Paprikapulver hinzugeben und verrühren, bis eine Creme entsteht. Mit Kurkuma und Pfeffer etwas abschmecken.

Käse aus Mandelmus Variante 2

ZUTATEN
Weißes Mandelmus, Wasser, Pfeffer, Salz

ZUBEREITUNG
Weißes Mandelmus (Reformhaus) mit Wasser mixen (1:2), mit Salz und Pfeffer abschmecken. Diese Mischung kannst Du zum Überbacken und zum Andicken ausprobieren, als Käse und auch Sahneersatz. Über dem Gemüseauflauf im Backofen ergibt es eine krosse Kruste.

Mandelmus kannst Du im Reformhaus kaufen oder selbst herstellen: Mandeln über Nacht einweichen (100 g auf 1 l), abgießen und die Mandeln mit 1 EL Öl in einer leistungsstarken Küchenmaschine 20–40 Minuten rühren.

PUDDINGS

Chia-Apfelmus

ZUTATEN
3 Äpfel, 1 TL Vanillepulver, 1 TL Zimt, 2 EL Chiasamen

ZUBEREITUNG
Apfelmus: Äpfel waschen, klein schneiden, Gehäuse entfernen und mit Vanille und Zimt in einen Topf geben, unter Umrühren erhitzen. Sind die Äpfel weich, die Masse pürieren. Wenn Du einen Hochleistungsmixer besitzt, kannst Du die Äpfel mit den Gewürzen auch in Deinem Mixer zu einem Mus mixen. Dies ist die gesündere Variante, da beim Erhitzen leider auch immer wichtige Nährstoffe zerstört werden.

Chiasamen: Chiasamen in 100 ml Wasser oder pflanzlicher Milch 10 Minuten quellen lassen, ab und zu umrühren und über das Mus geben. Nach Geschmack weitere Obstsorten kombinieren. Die Mischung kannst Du zum Frühstück essen oder auch als kleinen Snack zwischendurch. Für unterwegs: einfach in ein (Marmeladen-)Glas geben und mitnehmen.

Chiapudding

ZUTATEN
1–2 EL Chiasamen, 1 Tasse Mandelmilch, Vanille, Stevia

ZUBEREITUNG
Chiasamen in eine Tasse mit Mandelmilch geben. Etwas Vanille, eine kleine Prise Stevia hinzugeben, verrühren und 15–20 Minuten quellen lassen. Zwischendurch die Masse kräftig umrühren.

Kokos-Maronenpudding

ZUTATEN
200 ml Kokosmilch, 2 EL Kastanienmehl, 1 EL Mandelmus, 1 EL Kokosmus, Zimt, 1 Prise Stevia, 1 Handvoll Heidelbeeren

ZUBEREITUNG
Milch erwärmen, 2 EL Maronenmehl dazugeben und zu einer Creme verrühren. Mus, Zimt und Stevia einrühren und die Blaubeeren untermischen.

MÜSLI

Basenreiche Müsli bestehen aus den 2–3 glutenfreien Pflanzen wie Hirse, Buchweizen, Quinoa oder Amarant. Diese kannst Du Dir mittlerweile als gesundes Fertigmüsli (z.B. Morgenstund) kaufen oder einzeln verpackt und Dir immer wieder eine neue Mischung kreieren. Achte beim Kauf von basischen Müsli auf versteckte Zusätze!

Als Toppings kannst Du die glutenfreien Pflanzen auch in gepoppter Form über Dein Müsli streuen. Amarant und Quinoa als Popcorn gibt es ebenfalls fertig im Reformhaus zu kaufen, oder es ist ganz einfach selber gemacht:

Eine Pfanne (mit Deckel) erhitzen, Amarant hineingeben und mit Deckel schließen. Amarantkörner platzen nun ähnlich wie bei Popcorn.

Um Dein Müsli cremiger und gehaltvoller zu gestalten, kannst Du z.B. Kokosmus, Mandelmus oder Cashewmus untermischen. Auch Kokossahne ist eine gesunde Alternative.

Als Flüssigkeiten stehen Dir neben Wasser viele pflanzliche Milchsorten zur Verfügung: Mandelmilch, Sojamilch, Haselnussmilch, Kokosmilch oder Reismilch.

Im Folgenden möchte ich Dir ein paar Zubereitungen für das Morgenstund Fertigmüsli vorstellen, was aufgrund seiner einfachen Zubereitung morgens oft mein Favorit ist.

Morgenstund

ZUTATEN
2–3 EL Morgenstund, 120 ml Wasser, 1/2 Apfel, 1/4 Birne, 1 EL Kokosmus, Vanille, Zimt

ZUBEREITUNG
2–3 Esslöffel Morgenstund in eine kleine Schüssel geben und mit 120 ml kochendem Wasser übergießen. Kurz verrühren, mit einem Teller abdecken und zwei bis fünf Minuten quellen lassen. In der Zwischenzeit Apfel und Birne waschen, klein schneiden, alles zusammen in die Schüssel geben, Die Mischung kann noch mit etwas Kokosmus versüßt werden. Mit Vanille und Zimt abschmecken.

Morgenstund mit Apfelmus

ZUTATEN
2–3 EL Morgenstund, 120 ml Wasser, 3–4 EL Apfelmus ungesüßt, ½ Apfel, Zimt, Vanillepulver

ZUBEREITUNG
2–3 Esslöffel Morgenstund in eine kleine Schüssel geben und mit 120 ml kochendem Wasser übergießen. Umrühren, abdecken und ein paar Minuten quellen lassen. Apfel waschen, in kleine Stücke schneiden. Bio-Apfelmus ungesüßt mit Morgenstund vermischen und Apfelstückchen hinzugeben. Mit etwas Zimt und Vanille bestreuen.

Morgenstund mit Kokossahne

ZUTATEN
2–3 EL Morgenstund, ½ Banane, Heidelbeeren, 1 Prise Vanillepulver, 1 EL Kokosflocken

ZUBEREITUNG
2–3 EL Morgenstund mit Kokosflocken und Vanille mischen. Mit 120 ml kochendem Wasser aufgießen, gut verrühren und quellen lassen. Nach Geschmack mit Bananenscheiben und Heidelbeeren ergänzen.

Smüthlie Morgenstund mit Obst (Smoothie mit Müsli)

ZUTATEN

2–3 EL Morgenstund (oder glutenfreie Pflanzen Deiner Wahl), 120 ml Wasser, 100 ml mineralarmes Wasser, ½ Banane, ½ Apfel, ½ Birne, 1 EL Blaubeeren, 1 EL Himbeeren

ZUBEREITUNG

2–3 Esslöffel Morgenstund in eine kleine Schüssel geben und mit 120 ml kochendem Wasser übergießen. Kurz verrühren, mit einem Teller abdecken und kurz quellen lassen. Apfel, Birne waschen, Banane schälen, in einem Mixer zu einer cremigen Masse mischen. Das Müsli nun zusammen mit dem Obst nochmal cremig mixen (bei Bedarf mit etwas Wasser auffüllen). In eine kleine Schüssel geben, Himbeeren und Blaubeeren hinzugeben.

OBSTSALATE - ZUTATEN (NACH SAISON)

Du kannst einen Beerensmoothie immer sehr gut als Toppingsoße zu Deinen Obstsalaten kombinieren. Hierfür mixt Du Beeren nach Deinem Geschmack (z.B. Erdbeeren, Himbeeren) und gibst diese am Ende über Dein Obst.

Obstsalat mit Chiasamen

ZUTATEN
1 Apfel, 1 Banane, 1 kleine Handvoll Blaubeeren, 1 kleine Handvoll Ananas, 1 EL Chiasamen oder geschrotete Leinsamen. Nach Verträglichkeit: 1 EL Walnüsse oder ½ EL Kokosmus

ZUBEREITUNG
Das Obst waschen, in kleine Stücke schneiden und in eine Schüssel geben. Die Chiasamen oder Leinsamen vorher in 150 ml ca. 10 Minuten Wasser quellen lassen. Wasser abgießen und die Samen unter den Obstsalat rühren.

Am Ende, wenn Du magst, noch Walnüsse und Kokosmus über das Müsli streuen. Dadurch wird das Müsli noch etwas sättigender und gehaltvoller.

! *Durch diesen Salat erhältst Du eine extra Portion Omega-3-Fettsäuren, die entzündungshemmend wirken und für Feuchtigkeit und Spannkraft Deiner Haut sorgen.*

Obstsalat mit Pflanzengranulat

ZUTATEN
1 Banane, 1 Apfel, 1 Birne, 1–2 EL Pflanzengranulat (z.B. Wurzelkraft (Reformhaus)) Nach Verträglichkeit weitere Zutaten zum Beispiel: geraspelte Mandeln, Kokosflocken

ZUBEREITUNG
Das Obst waschen, in Stücke schneiden und in eine Schale geben. Pflanzengranulat, etwas geraspelte Mandeln und ein paar Kokosflocken über den Obstsalat streuen.

! *Durch das Pflanzengranulat ergänzt Du Deinen Obstsalat mit vielen Extra-Mineralstoffen und unterstützt morgens zusätzlich Deinen Körper, die über Nacht angefallenen Säuren zu neutralisieren. Die Extraportion Nährstoffe wirkt sich auch sehr gut auf Dein Hautbild aus.*

Overnight Oats

Hast Du es morgens oft eilig, bereite Dir Dein Frühstück einfach am Abend vor. Du weichst zum Beispiel glutenfreie Pflanzen wie Hirseflocken oder Buchweizenflocken bereits am Abend zuvor in etwas Wasser oder Kokosmilch ein und lässt die Mischung über Nacht quellen. Am Morgen ergänzt Du Gewürze und Früchte.

Wenn Du morgens Zeit sparen möchtest, kannst Du Dir sogenannte Overnight Oats vorbereiten.

ZUTATEN
20–25 g Amarantflocken, 20–25 g Quinoaflocken, 1 Handvoll Blaubeeren, 1 EL Maulbeeren, 1 Prise Zimt, 1 EL Mandelmus, 1 EL geraspelte Mandeln

ZUBEREITUNG

Amarant- und Quinoaflocken am Abend vorher in 1 Tasse Wasser einweichen. Morgens das überschüssige Wasser abgießen. Entweder Blaubeeren, Mandelmus, Zimt und Maulbeeren einfach untermischen oder, wenn Du die warme Variante magst, die Flocken in 250 ml Wasser auf kleiner Stufe ca. 5 Minuten aufkochen. Wasser abgießen, Mandelmus, Zimt und Beeren hinzugeben, umrühren und mit Mandeln bestreuen.

Ebenso kannst Du Chiasamen bereits am Abend zuvor herstellen:

2 EL Chiasamen am Abend in ein kleine Tasse Wasser oder pflanzliche Milch geben und über Nacht quellen lassen. Am Morgen z.B. 1 Prise Zimt, 1 Prise Stevia hinzugeben und ordentlich umrühren. Obst nach Wahl kleinschneiden (Erdbeeren, Heidelbeeren) und ergänzen. Je nachdem, wie intensiv Du den Geschmack magst, kannst Du Zimt und Stevia bereits am Abend mit den Chiasamen in das Wasser oder die Milch geben.

SMOOTHIE

Der perfekte Start in den Tag ist neben einem Obstsalat als Alternative ein leckerer Frühstückssmoothie.

Frühstückssmoothie Variante 1

ZUTATEN
½ Ananas, 2 Kiwis, 1–2 Blätter frische Minze, 1 TL Chiasamen, 250 ml Kokoswasser

ZUBEREITUNG
Chiasamen 5–10 Minuten in Wasser quellen lassen, Wasser abgießen. Geschälte Kiwi zusammen mit allen Zutaten in den Mixer geben und mit etwas Kokoswasser mischen.

Frühstückssmoothie Variante 2

ZUTATEN
2 Bio-Äpfel, 1 Banane, 300 g Erdbeeren, 1 Handvoll Spinatblätter, 250 ml Birkenwasser

ZUBEREITUNG
Die Äpfel waschen, Stiel entfernen, den ganzen Apfel samt Gehäuse mit etwas Birkenwasser in den Mixer geben. Nach und nach die gewaschenen Erdbeeren und Spinat zusammen mit der Banane ebenfalls in den Mixer hinzufügen.

Frühstückssmoothie Variante 3

ZUTATEN
1 Bio-Apfel, 1 Banane, 1–2 EL Amarant gepoppt, 1 EL Kokosöl, 1 TL Brennnesselpulver, 1–2 TL Pflanzengranulat (z.B. Wurzelkraft), frische Minze

ZUBEREITUNG
Den ganzen (Bio-)Apfel mit Kerngehäuse, Amarant, Kokosöl, Brennnesselpulver, Wurzelkraft und etwas frischer Minze in den Mixer geben und mixen.

Wenn Du es morgens etwas deftiger magst, kannst Du den Tag auch mit einer kräftigen Suppe beginnen:

MITTAGS / ABENDS

LEICHTES & VORSPEISEN

Starter-Suppe – Spicy and Hot

ZUTATEN
200 ml Kokosmilch, 250 ml Gemüsebrühe, 20 g Ingwer, 30 g Zitronengras, ½ rote Paprika, 1 Zucchini, ½ Stange Lauch, 1 Karotte, 2 Tomaten, Chilipulver

ZUBEREITUNG
Zitronengras und Ingwer klein schneiden und in 50 ml Kokosmilch in einem Wok oder Topf andünsten, etwas Chilipulver hinzugeben. Restliches Gemüse waschen, schneiden und in Gemüsebrühe 5 Minuten bissfest kochen. Alles zusammenführen, mit restlicher Kokosmilch ablöschen und weitere 5–10 Minuten köcheln lassen.

Vegane Pancakes

ZUTATEN
250 g Buchweizenmehl, 50 g Dinkelmehl, 400 ml Wasser oder pflanzliche Milch, 2 EL Mandelmus, Meersalz, 1–2 EL Kokosöl, 1 Banane

ZUBEREITUNG
Mehl, Wasser, Mandelmus und eine Prise Salz zu einem festen Teig verrühren, Konsistenz je nach Bedarf mit etwas mehr Flüssigkeit anpassen,

15 Minuten quellen lassen. Banane in Scheiben schneiden, in den Teig geben und den Teig dann nochmal durchrühren, die Pfannkuchen in etwas Kokosöl backen. Bei Bedarf mit weiteren Früchten, etwas Xylit/Stevia, Apfelmus (ohne Zusätze) oder Chiamarmelade on top ergänzen.

Oder

ZUTATEN
100 g Buchweizenmehl, 80 ml Mandelmilch, 20 ml Mineralwasser kohlensäurearm, 1 TL Weinstein-Backpulver, 1 Prise Salz, 1–2 EL Kokosöl, Blaubeeren, Mandelmus, Dattelsirup

ZUBEREITUNG
Wie auch bei dem obigen Rezept musst Du vielleicht etwas probieren, bis Du die optimale Konsistenz gefunden hast. Das Mehl mit Weinstein-Backpulver und mit der Pflanzenmilch mischen, das Mineralwasser mit einer Prise Salz hinzugeben und zu einem Teig verrühren. Die Masse für eine Stunde quellen lassen. Ist der Teig zu dickflüssig, etwas zusätzliche Milch oder etwas Wasser dazugeben. Etwas abkühlen lassen und nach Belieben Blaubeeren in den Teig geben. Nun den Teig in die Pfanne geben und in Kokosöl zu Pancakes braten. Die Pancakes kannst Du mit Mandelmus oder Dattelsirup bestreichen.

Antipasti mit Parmaschinken

ZUTATEN
2 rote Paprika, 1 grüne Paprika, 1 Zucchini, 100 g Champignons (in Scheiben), ½ Knoblauchzehe, 1–2 EL Kokosöl, 100 g Parmaschinken, Saft einer Zitrone, Essig, Pfeffer, Salz, Rosmarin, Thymian

ZUBEREITUNG
Paprika und Zucchini schneiden. Champignons und Knoblauch klein hacken.
Kokosöl in der Pfanne erhitzen und Knoblauch andünsten. Paprika und Zucchini darin anbraten. Die Champignons zugeben und alles mit etwas

Rosmarin und Thymian würzen. Zitronensaft, Essig, Öl, Salz und Pfeffer zu einer Soße verrühren und über den Parmaschinken und das Gemüse geben. Natürlich kannst Du den Parmaschinken auch weglassen.

Basensuppe

ZUTATEN
150 g Kartoffeln, 150 g Karotten, 150 g Wirsing, 1 rote Paprika, 1/4 Stange Lauch, 1/2 Knolle Sellerie, 1 Zwiebel, Petersilie, Schnittlauch, Salz, Pfeffer

ZUBEREITUNG
Alles waschen, schälen, kleinschneiden und mit 2 Liter Wasser bissfest kochen. Bei Bedarf mit Gemüsebrühe verfeinern. Am Schluss mit Petersilie, Schnittlauch und etwas Salz und Pfeffer würzen.

HAUPTGERICHTE

Bohnenpfanne

ZUTATEN
250 g grüne Bohnen, 30 g Kokosöl, Pfeffer, Kurkuma, Koriander, Kräutersalz

ZUBEREITUNG
Die Bohnen säubern und in Salzwasser ca. 10–15 Minuten leicht köcheln. Bohnen abgießen. In einer Pfanne das Öl und die Gewürze leicht andünsten, die Bohnen hinzugeben und darin wenden.

Brokkolipfanne

ZUTATEN
1 Brokkoli, 150 g Bohnen, 1 Zwiebel, 1 Knoblauchzehe, 1 Tasse geraspelte Mandeln, Kokosöl, 200 ml Gemüsebrühe, Salz

ZUBEREITUNG
Brokkoli und Bohnen waschen, in kleine Stücke schneiden, leicht dämpfen. Zwiebel klein schneiden, Knoblauch pressen und mit Kokosöl in einer Pfanne leicht anbraten. Anschließend den Brokkoli und die Bohnen hinzufügen, mit etwas Gemüsebrühe ablöschen, alles gut vermischen und bissfest garen. Nun die geraspelten Mandeln hinzufügen, alles bissfest anbraten. Mit Salz abschmecken.

Buchweizen-Nudelpfanne

ZUTATEN
1 Frühlingszwiebel, 1/4 Stange Lauch, 1 Handvoll Erbsen, 150 g Brokkoli, 1 grüne Paprika, 1 Knoblauchzehe, 100 g Buchweizennudeln (Reformhaus), 1 Handvoll Spinat, 1/2 Zucchini

ZUBEREITUNG
Lauch und Zwiebeln klein schneiden, Knoblauch pressen und alles in einer Pfanne mit etwas Öl andünsten. Paprika, Zucchini waschen klein schneiden und dazugeben.

Nudeln, Brokkoli und Erbsen in einem Topf mit einer Prise Salz kochen. Wenn die Nudeln gar sind, einfach alle Zutaten mit in die Pfanne geben, mit etwas Salz, Pfeffer und Kräutern abschmecken.

Gemüsebrühe selbstgemacht

ZUTATEN
150 g Brokkoli, 1/2 Zucchini, 2 Karotten, 100 g Kartoffeln, 1 EL Kokosöl, Salz, Pfeffer, Majoran, Petersilie

ZUBEREITUNG
Karotten und Kartoffeln waschen und schälen, klein schneiden und ca. 5 Minuten in 1,5 Liter Wasser kochen. Brokkoli und Zucchini waschen und dazugeben. Gewürze dazugeben und weitere 10 Minuten kochen. Die Brühe in ein Gefäß absieben.

Das Gemüse in einen Teller geben und mit Kokosöl verfeinern.

Grillsaison – Dein Gemüsespieß

ZUTATEN

1 Zucchini, 1 Aubergine, 10 Champignons, 10 Cherrytomaten, 1 Zwiebel, 1 rote Paprika, 1 gelbe Paprika, 5 EL Olivenöl, 1 EL Essig, 1 TL roher Senf, 1 Knoblauchzehe, ½ Zitrone, Rosmarin, Salz, Pfeffer, Majoran

ZUBREITUNG

Gemüse waschen und in gleich große Stücke schneiden, außer Cherrytomaten und Champignons. Diese bleiben ganz. Alles abwechselnd auf Spieße stecken.

MARINADE

Knoblauchzehe pressen und ½ Zitrone auspressen. Öl, Essig und Senf zugeben, mit den Gewürzen und Kräutern verrühren und über die Spieße geben. Für 1 Stunde ziehen lassen.

Grüne Kartoffelpfanne

ZUTATEN

2–3 festkochende Kartoffeln, 2 Handvoll Spinat, ½ Zucchini, 1 Frühlingszwiebeln, ¼ Stange Lauch, 4 EL Kokosöl, Muskat, Pfeffer, Kräutersalz

ZUBEREITUNG

Kartoffeln schälen, klein schneiden und garen. Anschließend in einer Pfanne mit Kokosöl etwas andünsten. Zucchini waschen und klein schneiden, die Frühlingszwiebeln und den Lauch in kleine Ringe schneiden, den Spinat waschen und mit den Zwiebeln, Zucchini sowie Lauch in die Pfanne geben. Mit Pfeffer, Muskat und Kräutersalz abschmecken, kurz umrühren und anbraten.

Hirsepaella

ZUTATEN
500 ml Gemüsebrühe, 100 g Hirse, 200 g Brokkoli, 100 g Tomaten, 2 Karotten, 1 Zwiebel, 1 grüne Paprika, 1 rote Paprika, 2 Knoblauchzehen, 4 EL Olivenöl, Kräutersalz, Pfeffer

ZUBEREITUNG
Hirse gemäß Packungsanleitung in einem Topf mit Gemüsebrühe einrühren und aufkochen. Topf warmhalten und etwa 20 Min. stehen lassen.

Zwiebel und Knoblauch schälen, fein hacken. Das Gemüse putzen, teilen und klein schneiden. Olivenöl in einer Pfanne erhitzen, Zwiebel und Knoblauch darin anbraten, Gemüse hinzugeben und bissfest dünsten. Hirse und Gemüse in der Pfanne vermischen und würzen.

Kartoffeln ayurvedisch

ZUTATEN
200 g Kartoffeln, 1–2 EL Ghee (Reformhaus, DM), Gemüse nach Wahl, 1 EL Kokosöl, Petersilie oder Kerbel, Salz, Pfeffer

ZUBEREITUNG
Kartoffeln waschen, schälen und kochen. Gemüse nach Wahl waschen und dünsten.

Nachdem die Kartoffeln gar sind, in einer Pfanne 1–2 EL Ghee leicht erhitzen und die Kartoffeln darin schwenken, etwas Petersilie oder Kerbel über die Kartoffeln geben und nochmals schwenken.

Das gedünstete Gemüse mit 1 EL Kokosöl, Salz und Pfeffer verfeinern.

Kartoffeln mit Quinoa

ZUTATEN
200 g Kartoffeln, 100 g Quinoa, 1 Karotte, 1/4 Avocado, 3–4 Cherrytomaten

ZUBEREITUNG
Kartoffeln und Quinoa (nach Packungsangaben) kochen. Quinoa mit Gewürzen nach Wahl abschmecken. Karotten waschen, klein schneiden, Tomaten halbieren, Avocadofleisch hinzugeben und alles verrühren. Als Beilage zu den Kartoffeln und Quinoa geben.

Kartoffelcremesuppe

ZUTATEN
4 große Kartoffeln, 1 Zwiebel, 500 ml Gemüsebrühe, 2 EL Kokosöl, 50 ml Schlagsahne, Kräutersalz, Muskat, Majoran

ZUBEREITUNG
Kartoffeln waschen, schälen, kochen, abgießen und mit der Hälfte der Gemüsebrühe pürieren, Sahne hinzugeben. Weiter pürieren und so lange Gemüsebrühe hinzugeben, bis die Masse eine cremige Konsistenz hat. Zwiebel klein schneiden, Kokosöl in einem Topf erhitzen und Zwiebeln darin dünsten. Die pürierte Masse zufügen und mit Kräutersalz, Majoran und Muskat abschmecken, etwas köcheln lassen.

Kartoffelsalat

ZUTATEN
300 g Kartoffeln, 1 Zwiebel, 1/2 l Gemüsebrühe, 2 EL Sesamöl, Saft einer 1/2 Zitrone, 1 kleine Gurke, Dill, Muskat, Pfeffer, Meersalz

ZUBEREITUNG
Die Kartoffeln waschen, schälen und in Gemüsebrühe kochen. Nach dem Abkühlen in dünne Scheiben schneiden. Gurke klein schneiden, Zwiebel schälen, klein hacken und alles zusammen mit Gewürzen, Öl, Zitronensaft, Dill, 1–2 EL Gemüsebrühe vermischen. Die Mischung zu den Kartoffeln geben.

Kartoffel-Zucchini-Auflauf

ZUTATEN
250 g Kartoffeln, 1 Knoblauchzehe, 4 EL Kokosöl, 1 Zucchini, 1/2 Aubergine, Koriander, 1/2 Bund Schnittlauch

ZUBEREITUNG
Kartoffeln schälen, in Scheiben schneiden und 5 Minuten kochen. Tomaten, Zucchini, Aubergine waschen und in Scheiben schneiden. Auflaufform mit etwas Öl einreiben und Kartoffelscheiben sowie Tomaten-, Zucchini- und Auberginenscheiben darin in Schichten belegen und jede Schicht mit etwas Knoblauch, Pfeffer und Salz würzen. Die oberste Schicht mit etwas Öl bedecken. Abgedeckt bei ca. 180 Grad für eine halbe Stunde im Backofen garen.

Kichererbsenbratlinge

ZUTATEN
200 g Kichererbsen, 1 Zwiebel, 1 Knoblauchzehe, 1/4 Chilischote, 1/2 Bund Petersilie, Saft von 1 Zitrone, 1 Prise gemahlener Koriander, 3 EL Lupinenmehl, 3 EL Kokosöl, Salz,

Salate nach Wahl (Chicorée, Feldsalat, Rucola, Blattsalat) oder Gemüse nach Wahl gedünstet

ZUBEREITUNG
Die Kichererbsen, Zwiebel, Knoblauch, Chilischote und Petersilie zerkleinern und mit Zitronensaft und Gewürzen und Mehl vermischen. Teig zu kleinen Bratlingen formen und auf ein mit Backpapier ausgelegtes Blech legen. Die Bratlinge mit Kokosöl einfetten, Ofen auf 200 Grad vorheizen und alles 15–20 Minuten im Ofen knusprig backen. Dazu kannst Du Dir einen Salat nach Wahl zubereiten, kombiniert mit einem Dressing aus Zitronensaft, Olivenöl, Salz und Pfeffer. Am Abend ist anstatt Rohkost gedünstetes Gemüse zu empfehlen.

Kohlrabi-Kartoffel-Pfanne

ZUTATEN
2 Kohlrabi, 2 Kartoffeln, 2 Zwiebeln, 2 EL Kokosöl, Schnittlauch, Salz, Pfeffer

ZUBEREITUNG
Kohlrabi und Kartoffeln waschen, schälen und in 2–3 cm große Würfel schneiden. Kartoffeln kochen, Kohlrabi und Zwiebeln bissfest in einer Pfanne anbraten. Am Ende Kokosöl, Kräuter und Gewürze über das Gemüse geben, abschließend Kartoffeln mit in die Pfanne geben und kurz anbraten.

Kürbiscreme-Suppe

ZUTATEN
250 g Hokkaidokürbis, 1 Kartoffel, 1 Zwiebel, 5 g Ingwer, 2 EL Kokosöl, 350 ml Gemüsebrühe, 200 ml Kokosmilch, Olivenöl, 2 EL Tischlein-DeckDich (Hirse-Quinoa-Mischung / Reformhaus), Pfeffer, Kurkuma, Gomasio (Sesamsalz)

ZUBEREITUNG
Den Kürbis waschen, entkernen und würfeln. Die Kartoffel, Ingwer, Zwiebel schälen und klein schneiden. Zusammen mit Kokosöl in einem Topf andünsten, mit Gemüsebrühe ablöschen, 5 Minuten garen, Kokosmilch hinzugeben und garen, bis das Gemüse bissfest ist. Anschließend pürieren und mit den Gewürzen abschmecken.

TischleinDeckDich wie auf der Packung beschrieben zubereiten, zu kleinen Kugeln formen, in einer Pfanne kurz anbraten und über die Suppe geben.

Mandelcremesuppe

ZUTATEN
250 g Kartoffeln, 50 g gemahlene Mandeln, ½ Zwiebel, 1 kleine Knoblauchzehe, 350 ml Gemüsebrühe, 1 EL Mandelmus, 4 EL Kokosmilch cremig, Olivenöl, Salz, Pfeffer

ZUBEREITUNG
Geschälte Kartoffeln würfeln, Zwiebel und Knoblauch schälen und fein hacken. Zwiebel und Knoblauch in Pflanzenöl andünsten, die Kartoffeln dazugeben, kurz mit anbraten und mit Brühe ablöschen und alles köcheln lassen, bis die Kartoffeln weich sind. Dann die Mandeln, Mandelmus, Kokosmilch und Gewürze dazugeben und alles pürieren.

Mango-Quinoa Pfanne

ZUTATEN
100 g Quinoa, 1 rote Paprika, 1 Lauchzwiebel, 80 g Ananans, 1 Mango, 150 g Brokkoli, 2 EL Kokosöl, 1 Prise Kurkuma, 1 Prise Kümmel, 100 ml Kokosmilch, Pfeffer, Salz, Ingwer

ZUBEREITUNG
Quinoa abspülen und gemäß Packungsbeschreibung mit Gemüsebrühe in einem Topf zubereiten.
Paprika, Lauchzwiebel, Brokkoli waschen, klein schneiden und mit Kurkuma, Kümmel, Kokosmilch und 50 ml Wasser in eine Pfanne geben. Etwas köcheln lassen. Früchte hinzugeben und weitere 5 Minuten kochen. Quinoa in die Pfanne einrühren, kurz anbraten. Mit Curry, Salz und Pfeffer abschmecken.

Ofengemüse

ZUTATEN
1 Aubergine, 1 Zucchini, 1 rote Paprika, ½ gelbe Paprika, ½ grüne Paprika, 2 Zwiebeln, 1 Knoblauchzehe, 5–10 Oliven, 3 EL Kokos- oder Olivenöl, Salz, Pfeffer, Basilikum, Oregano

ZUBEREITUNG
Aubergine, Zucchini, Paprika, Zwiebeln waschen, in Scheiben oder Spalten schneiden.
Knoblauch pressen und zusammen mit den Gewürzen und Öl mischen. Das Gemüse mit der Mischung bestreichen und auf ein mit Backpapier ausgelegtes Backblech geben. Im vorgeheizten Backofen bei 200 Grad ca. 15–25 Minuten backen. Ab und zu wenden.

Pellkartoffeln mit Avocadocreme oder Quark

ZUTATEN
4 Pellkartoffeln, 1 Avocado, Saft einer ½ Zitrone, Salz, Pfeffer

oder

4 Pellkartoffeln, Quark Salz, Pfeffer, Schnittlauch, Kresse

ZUBEREITUNG
Pellkartoffeln kochen. Währenddessen die Avocado schälen und entkernen, das Fruchtfleisch mit der Gabel zerdrücken und die Gewürze und den Zitronensaft untermischen. Die Kartoffeln pellen und mit der Creme bestreichen.

Alternativ kannst Du auch anstatt Avocado einen Quark mit Salz, Pfeffer und frischen Kräutern wie Schnittlauch und Kresse ergänzen.

Pfannengemüse

Probiere neue Gemüsesorten und vor allen Dingen neue Gewürze. Es gibt viele tolle Gewürzmischungen im Reformhaus über mediterran, orientalisch oder typisch deutsch.

ZUTATEN
Gemüse nach Wahl (z.B. ½ Aubergine, ½ Zucchini, ½ Paprika, 1 Lauchzwiebel), 1–2 EL Kokosöl, Gewürze nach Wahl

ZUBEREITUNG
Dünste Dein Gemüse in der Pfanne mit etwas Kokosöl bissfest an und gib Curry, Salz und Pfeffer, die Gewürzmischung Garam Masala oder andere Gewürze wie Majoran oder Koriander hinzu.

Pilzpfanne mit Hirse

ZUTATEN
1 große Zwiebel, 1 rote Paprika, 150 g Champignons, 100 g Austernpilze, 30 g Ghee, 100 g Hirse, Gemüsebrühe, Pfeffer, Salz, Pilzgewürz

ZUBEREITUNG
Paprika, Zwiebel waschen und klein schneiden, zusammen mit den Pilzen in einer Pfanne mit Ghee und Gewürzen geben und 5–10 Minuten wenden.

Hirse gemäß Packungsangaben in Gemüsebrühe kochen. Alles vermischen.

Pommes aus Kichererbsen

ZUTATEN
1 l Wasser, 2 TL Kokosöl, 250 g Kichererbsenmehl, 1 EL Ghee, Pfeffer, Kräutersalz

ZUBEREITUNG
Das Kichererbsenmehl in einen Kochtopf geben und nach und nach mit Wasser zu einem cremigen Teig vermischen. Mit Salz und Pfeffer würzen. Etwas Ghee unterrühren und nun bei mittlerer Hitze unter ständigem Rühren erwärmen, bis die Masse ganz fest wird. Dieser Prozess dauert etwas. Diese Masse in eine gefettete Backform geben und abkühlen lassen. Die vollständig ausgekühlte Masse auf ein Brett stürzen und die Mischung in Pommes schneiden.

Kokosöl in eine Pfanne geben, die Pommes darin goldbraun braten. Abschließend mit Salz und Pfeffer würzen.

Quinoa-Hirse-Bratlinge

ZUTATEN
1 Packung TischleinDeckDich (Hirse-Quinoa-Mischung / Reformhaus), 250 ml Wasser, 2–3 TL vegetarische Paste (Reformhaus), 2–3 TL Kichererbsenmehl, Kokosöl oder Ghee (Reformhaus), Kräutersalz, Pfeffer

ZUBEREITUNG
TischleinDeckDich mit 250 ml kochendem Wasser aufgießen, abdecken und 5 Minuten ziehen lassen. Anschließend mit einer vegetarischen Paste Deiner Wahl und Kichererbsenmehl vermischen. Mit Kräutersalz und Pfeffer abschmecken. Die Mischung zu Bratlingen formen und in einer Pfanne mit Kokosöl oder Ghee braten. Dazu kannst Du Dir Gemüsesticks aus Gurken und Sellerie machen.

Schwarze-Bohnen-Pizza mit Kürbis

ZUTATEN
Für den Pizzaboden: 200 g schwarze Bohnen, ½ TL Natron, 1 EL Senf, 2 EL Chia-Gel (siehe weiter unten), ½ Bund Petersilie (gewaschen und Blätter abgezupft), ½ TL Stein- oder Meersalz, 1 EL Leinsamenmehl oder frisch gemahlene Leinsaat, 50 ml Bio-Rapsöl, 5–6 EL geröstetes Kichererbsenmehl, zum Auswellen 5 EL Kichererbsenmehl

FÜR DEN BELAG
½ Hokkaido-Kürbis, 300 ml passierte Tomaten, 3 EL Olivenöl, 1 TL Gewürzblütenmischung (z.B. Sonnenkuss oder Flowerpower von Sonnentor) aus dem Reformhaus oder Bioladen, 1 TL Rosmarin getrocknet, 1 TL Stein- oder Meersalz, 3 frische Tomaten, frische Kräuter

ZUBEREITUNG CHIA-GEL
1 EL Chia-Samen mit der 3-fachen Menge Wasser mischen. Mindestens ½ Stunde quellen lassen. Vom entstehenden Gel 2 EL für das Pizza-Rezept verwenden, das restliche Chia-Gel für andere Rezepturen im Kühlschrank aufbewahren.

ZUBEREITUNG PIZZABODEN
Die Bohnen über Nacht in der doppelten Menge Wasser einweichen, danach in ein Sieb schütten und mit kaltem Wasser abbrausen.

Die Bohnen in der doppelten Menge Wasser mit dem Natron ca. 20 Minuten kochen, bis sie weich sind.

Das Wasser abgießen und die Bohnen zusammen mit den anderen Pizzaboden-Zutaten im Mixer pürieren, bis ein dicker Brei entsteht.

Das Bohnenpüree in eine Schüssel geben und mit dem Kichererbsenmehl verkneten. Den Bohnen-Teig 30 Minuten im Kühlschrank kaltstellen. Den Backofen auf 180 Grad Umluft oder 200 Grad Ober/Unterhitze vorheizen.

ZUBEREITUNG BELAG
In der Zwischenzeit den Kürbis in Viertel teilen und die Kerne entfernen. Dann in Scheiben schneiden und im Olivenöl und den Gewürzen (Gewürzmischung, Rosmarin, Salz) marinieren.

Den Teig aus dem Kühlschrank nehmen. Etwas Kichererbsenmehl daraufstreuen und zu einer rechteckigen Form ausrollen.

Auf ein mit Backpapier ausgelegtes Backblech legen. Die passierten Tomaten daraufstreichen, die Kürbisscheiben darauf verteilen und im Backofen ca. 30 Min. bei 180 bzw. 200 Grad backen.

Die Pizza herausnehmen, die frischen Tomaten in Scheiben schneiden und darauf verteilen. Mit frischen Kräutern dekorieren.

Das Rezept wurde 1:1 von der Seite www.foodacademy.ch/blog übernommen und stammt von Elfe Grunwald, Gourmetköchin für vegane und vegetarische Köstlichkeiten. Frau Grunwald hat mir ihr schönes Rezept freundlicherweise für die Veröffentlichung zur Verfügung gestellt. Unbedingt vorbeischauen unter www.foodacademy.ch/blog.

Spicy Red Soup

ZUTATEN

10 Karotten, 20 g Ingwer, ½ Chilischote, 150 g rote Bohnen, 50 ml Schlagsahne, 300–400 ml Gemüsebrühe, 30 g Kokosöl, Saft einer ½ Zitrone, ½ TL Curry, Pfeffer, Salz

ZUBEREITUNG

Karotten und Ingwer schälen und zusammen mit Chilischote klein schneiden. Bohnen waschen.
Kokosöl in einem Topf erhitzen und Ingwer, Chili und Möhren ca. 5 Min. darin andünsten. Bohnen und Gemüsebrühe zugeben. Die Suppe bei mittlerer Hitze 20 Minuten kochen, bis das Gemüse bissfest ist. Alles pürieren und mit Curry, Zitronensaft, Pfeffer und Salz abschmecken.

Süßkartoffel-Curry

ZUTATEN

2–3 Süßkartoffeln, 250 g Rosenkohl, 1 rote Paprika, 200 ml Kokosmilch cremig, Garam-Masala-Gewürzmischung (Reformhaus), Kokosöl, Salz

ZUBEREITUNG

Süßkartoffeln schälen und zerkleinern, Rosenkohl waschen. Süßkartoffeln und Rosenkohl in einer Pfanne bissfest dünsten. Paprika waschen, in kleine Stücke schneiden. Kokosöl in einem Topf leicht erhitzen. Kartoffeln, Rosenkohl zusammen mit der Paprika dazugeben. Anschließend mit Kokosmilch aufgießen, etwas köcheln lassen und mit Garam-Masala-Gewürzmischung und Salz abschmecken.

Süßkartoffelsuppe

ZUTATEN
200 g Süßkartoffeln, 100 g Kartoffeln mehlig, 1 Zwiebel, 1 Tasse frisch gepresster Orangensaft, 1 TL Kümmel, 1 Prise Kurkuma, ½ Liter Gemüsebrühe, Kokosöl, Salz, Pfeffer

ZUBEREITUNG
Süßkartoffeln und Kartoffeln waschen, schälen und zerkleinern. Zwiebel schälen, fein hacken und zusammen mit den Gewürzen in einer Pfanne mit Kokosöl andünsten. Orangensaft hinzugeben und etwas kochen lassen. Die Süßkartoffeln, Kartoffeln und Gemüsebrühe in einen Topf geben, kochen, bis die Kartoffeln gar sind. Anschließend alle anderen Zutaten hinzugeben, pürieren, mit Salz und Pfeffer abschmecken.

TischleinDeckDich nach Geschmack

ZUTATEN
6 EL TischleinDeckDich, 250 ml Wasser, 1 TL Hanfsamen geschrotet, vegetarischer Aufstrich nach Geschmack, Paprika, Tomate, Kräutersalz

ZUBEREITUNG
TischleinDeckDich mit ca. 250 ml kochendem Wasser aufgießen, umrühren, abdecken und 5 Minuten quellen lassen. Mit Kräutersalz abschmecken, 1 TL Hanfsamen hinzugeben und mit vegetarischem Aufstrich abschmecken. Die Paprika und Tomate klein schneiden und über das Gericht streuen.

Vegane Spaghetti Die rote Zora

ZUTATEN
4 Karotten, 100 g rote Bohnen, 1 Zwiebel, ½ Chilischote, 3 EL Kokosöl, 1 Stange Dill

ZUBEREITUNG
Karotten waschen, schälen und mit einem Spiralschneider in dünne Streifen schneiden (Möhrenspaghetti). Kokosöl in der Pfanne anwärmen. Chilischote, Zwiebel und Dill klein schneiden, zugeben und anbraten. Bohnen ergänzen und kurz mit andünsten. Über die Möhrenspaghetti geben.

oder

Du kannst auch leckere Zucchini-Spaghetti machen, indem Du mit Hilfe des Spiralschneiders eine Zucchini in Spaghettiformen schneidest. In einer Pfanne kannst Du Cherrytomaten mit etwas Kokosöl, Salz und Pfeffer andünsten und die Zucchini-Spaghetti hinzugeben. Weitere Kräuter nach Geschmack können ergänzt werden.

ON THE ROAD & MEHR

! Für unterwegs oder fürs Büro ist es am besten, Du legst Dir mehrere Aufbewahrungsbehälter mit Obst, Gemüsesticks, Nüssen und Mandeln zum Knabbern zu oder selbst gemachte (oder gekaufte) Energieriegel. Auch Smoothies in Glasflaschen eignen sich zum Mitnehmen.

SALAT IM GLAS

Eine tolle Möglichkeit, Salat zu transportieren, ist auch ein hohes Schraubglas. Beim Auffüllen beginnst Du mit der Soße, dann folgen die groben Zutaten wie Kartoffeln, Tofu, gefolgt von Nüssen, Samen und Beeren und als letzte Schicht folgt der grüne Salat mit z.B. Sprossen. Deckel zugedreht und fertig ist Dein Salat zum Mitnehmen. Öffnest Du nun den Salat und gibst diesen auf einen Teller, bildet der Salat die Grundlage mit dem Dressing als Topping.

SALATE

Dattel-Gerste-Salat

ZUTATEN
80 g Bio-Gerste, 1 Apfel, 1 Orange, 60 g entsteinte Datteln, 50 g geraspelte Mandeln, 1 EL Hanfsamen, Saft einer ½ Zitrone, 1 TL Honig kaltgeschleudert, 100 ml Sahne (oder Kokossahne)

ZUBEREITUNG
Gerste in einem Topf mit Wasser 3–4 Stunden einweichen, danach bei mittlerer Hitze ca. 45 Minuten ausquellen lassen. Wasser abgießen. Weitere Zutaten waschen, klein schneiden und hinzugeben. Alles mit etwas Zitronensaft, Honig abschmecken und geschlagene Sahne unterrühren.

Feldsalat Variation 1

ZUTATEN
2 Handvoll Feldsalat, ½ Apfel, ½ Birne, 1 frische Feige, 1 EL Hanfsamen, 1 TL Walnüsse, 2 EL Olivenöl, Saft einer ½ Zitrone, 1 EL „Pizza é Pasta"-Gewürzmischung (Herbaria)

ZUBEREITUNG
Feldsalat waschen, Apfel und Birne waschen, Gehäuse entfernen, klein schneiden, ebenfalls die Feige waschen, klein schneiden. Das Obst zum Feldsalat geben. Ein Dressing aus Olivenöl, Zitronensaft und der Gewürzmischung abschmecken. Dressing, Walnusskerne und Hanfsamen über den Salat geben.

Feldsalat Variation 2

ZUTATEN
3 Handvoll Feldsalat, ½ Granatapfel (Kerne)

DRESSING
1 Kartoffel, 2 EL Olivenöl, 200 ml Gemüsebrühe, Kräutersalz, Cayenne-Pfeffer, 1 TL Gomasio (Sesamsalz)

ZUBEREITUNG
Den Salat waschen, Kerne aus dem Granatapfel lösen und zum Salat geben.

Für das Dressing die Kartoffel kochen und anschließend zerdrücken, mit Öl und den Gewürzen mischen, mit warmer Brühe cremig rühren.

Hirsesalat

ZUTATEN
1 Kohlrabi, 2 Karotten, 1 Apfel, 120 g Hirse, 50 ml Orangensaft frisch gepresst, 50 ml Kokosöl, 70 ml Zitronensaft, Gemüsebrühe, Kräutersalz, Pfeffer, Dill

ZUBEREITUNG
Das Gemüse waschen, schälen und klein schneiden. Apfel waschen und raspeln. Die Hirse gemäß Packungsangabe in Gemüsebrühe kochen, quellen lassen und mit dem Gemüse vermischen. Aus dem Orangensaft, Öl, Zitronensaft, Pfeffer, Dill und Salz ein Dressing anrühren. Etwas Apfelraspeln über die Speise geben.

Krautsalat

ZUTATEN
3 Karotten, 2 Handvoll Weißkraut, 2 EL Olivenöl, 2 EL Zitronensaft, Salz, Pfeffer

ZUBEREITUNG
Karotten und Weißkraut raspeln und mit einer Soße aus Olivenöl, Zitronensaft, Salz und Pfeffer vermischen.

Poppey-Salat

ZUTATEN
200 g Spinat, 1 Avocado, 100 g Austernpilze, 1 kleine Zwiebel, ½ Knoblauchzehe, 25 g Walnüsse, ½ EL Zitronensaft, 1 EL Olivenöl, 1 TL Sesamsalz, Pfeffer

ZUBEREITUNG
Avocado von der Schale und dem Kern befreien, Fleisch zerdrücken. Gepressten Knoblauch, Zitronensaft, Sesamsalz, Öl und Pfeffer gut verrühren und mit dem Avocadofleisch zu einem Dressing vermischen.

Die Austernpilze reinigen, Zwiebel schälen, kleinschneiden, waschen und beides in Öl anbraten.

Den Spinat waschen und in Stücke teilen. Austernpilze, Walnüsse und Dressing über den Spinat geben.

Salat - kunterbunt

ZUTATEN
250 g Erdbeeren, 1 kleine Zwiebel, 3 Radieschen, ½ Kohlrabi, 4 EL süße Sahne, geraspelte Mandeln, Saft einer ½ Zitrone, Pfeffer, Schnittlauch

ZUBEREITUNG
Zutaten waschen und klein schneiden, mit Sahne vermischen und mit Zitronensaft, Pfeffer und Schnittlauch abschmecken.

Sprossensalat

ZUTATEN
100 g frische gemischte Sprossen (z.B. Alfalfa, Bohnen), 1 gelbe Paprika, 1 rote Paprika, 1 Handvoll Chicorée, 50 g gehackte Nüsse, 1 Zwiebel, 1 Knoblauchzehe, Kresse, Schnittlauch, 2 EL Olivenöl, Saft ½ Zitrone

ZUBEREITUNG
Knoblauch pressen, alle anderen Zutaten klein schneiden und zusammen mit Nüssen, Olivenöl, etwas Zitronensaft verrühren.

Tomatensalat

ZUTATEN
500 g Cherrytomaten, 2 EL Hanfsamen, 1 EL Olivenöl, 1 EL Zitronensaft, 1 kleine Zwiebel, Salz, Pfeffer, Basilikum

ZUBEREITUNG
Cherrytomaten halbieren, Zwiebel klein schneiden, alle Zutaten vermischen.

SALATDRESSINGS

In Deinem Mixer kannst Du Dir viele gesunde Salatdressings herstellen.

Dressing 1

150 ml Wasser, 1 TL roher Senf, 1 TL Honig kaltgeschleudert, frische Kräuter nach Wahl, 1 Knoblauchzehe, 2 Datteln entsteint. Zutaten im Mixer zu einer Soße mischen.

Dressing 2

8 Datteln entsteint, 1 Stange Sellerie, 1 Stange Dill, 2 Paprika, 2 Orangen, 50 ml Apfelessig, 3 EL roher Senf, 150 ml Wasser. Zutaten im Mixer zu einer Soße mischen.

Dressing 3

2 EL Olivenöl, 1 TL Zitronensaft, Gewürze nach Wahl und 1 EL Mandelmus ergeben ein cremiges Dressing.

Dressing 4

2 EL Olivenöl, 1 EL Zitronensaft, 1 Prise Kräutersalz, 1 Prise Pfeffer, 1 TL Sesam, ½ Lauchzwiebel, Petersilie. Die Lauchzwiebel kleinschneiden, alle Zutaten mischen und mixen.

Dressing 5

2 EL Sonnenblumenöl, 1 EL Zitrone, 1 Prise Salz, Pfeffer, 1 EL Sonnenblumenkerne, 1 kleine Zwiebel, etwas Kresse. Die Zwiebel klein schneiden, alle Zutaten mixen.

SÜSSIGKEITEN & KNABBEREIEN

Aus gesunden Zutaten können viele leckere basenreiche Snacks entstehen. Diese enthalten viele Mineralien und sind verhältnismäßig arm an Säurebildnern. Im Unterschied zu industriellen Produkten enthalten sie keine künstlichen Zusatzstoffe, die Deinen Körper unnötig belasten und Rückstände hinterlassen bzw. zu Säuren verstoffwechselt werden. Dein Immunsystem wird somit nicht geschwächt, sondern durch gesunde Zutaten unterstützt.

Welche Zutaten kannst Du als Süßigkeiten verwenden?

Zur Herstellung von basenreichen Süßigkeiten bietet sich eine Vielzahl von Lebensmitteln an. Hierzu gehören:

- Carob Pulver
- Chiasamen
- Chiagel
- Dattelsirup
- Erdmandeln
- Gewürze (Zimt, Vanille, Kardamom)
- Gojibeeren
- Honig
- Kakaobutter
- Kokosblütenzucker
- Kokossahne
- Lupinenprotein
- Mandeln
- Mandelmus
- Mandelmehl
- Matchapulver
- Maulbeeren
- Nüsse
- Reisprotein
- Stevia
- Trockenfrüchte
- Xylit

Basische Mandelschnitte

Du kannst Dir zum Beispiel basische Mandelschnitten herstellen. Hierzu benötigst Du folgende Zutaten:

ZUTATEN
1 Tasse geschrotete Mandeln, 1 Tasse Cashews, 2 EL Dattelsirup, 1 Prise Zimt, 1 TL Vanillepulver, 1 TL roher Kakao, 1 Prise Meersalz

ZUBEREITUNG
Alle Zutaten in einen Mixer oder eine Küchenmaschine geben, zerkleinern und vermischen. Masse zu kleinen Schnitten formen und an der Luft (oder auf der Heizung) trocknen lassen.

Dattelsirup

Wenn Du getrocknete Datteln entkernst und in etwas Wasser im Mixer cremig rührst, bekommst Du einen leckeren Dattelsirup. Diesen kannst Du zum Beispiel für Desserts, Kuchen und andere süße Rezepte verwenden.

CHIPS

Kichererbsenchips

ZUTATEN
300 g Kichererbsen, 1–2 EL Kokosöl, Salz, Pfeffer

ZUBEREITUNG
Kichererbsen in etwas Kokosöl, Salz und Pfeffer wenden. Auf ein Backblech geben und bei 120 Grad knusprig rösten.

Mandelchips

ZUTATEN
100 g Mandeln, Paprikapulver, Kreuzkümmel, Salz, Pfeffer, 1–2 EL Kokosöl

ZUBEREITUNG
Mandeln in einer Schüssel mit den Zutaten wenden, im Backofen bei 180 Grad bei gelegentlichem Wenden knusprig werden lassen.

EIS

Die Basis für basisches Eis

1–2 gefrorene Bananen, Schlagsahne oder Kokossahne, pflanzliche Milch oder Wasser, Obstsorten, Gewürze (z.B. Vanille, roher Kakao)

FOLGENDES IST ZU BEACHTEN:

HOCHLEISTUNGSMIXER
Nicht jeder Mixer nimmt es mit Nüssen und gefrorenen Früchten auf. Daher solltest Du vor einem Mixerkauf unbedingt darauf achten, dass Dein Mixer genügend Power hat.

AUSSCHLIESSLICH REIFE GEFRORENE BANANEN VERWENDEN

Die Bananen sollten nur verwendet werden, wenn sie ihren höchsten Reifegrad erreicht haben. Dies bedeutet, sie sollten bereits braune Stellen aufweisen. Dieser Reifegrad ist grundsätzlich der beste und gesündeste für den Verzehr von Bananen.

EINFRIEREN

Nachdem Du Deine Bananen geschält hast, kannst Du sie in einem Gefrierbeutel einfrieren. Je nachdem, wie leistungsstark Dein Mixer ist, zerschneide die Banane vor dem Einfrieren in kleine Stücke.

FLÜSSIGKEIT

Für Deine Eiscreme benötigst Du nur sehr wenig zusätzliche Flüssigkeit. Fang mit 2 EL an und steigere die Menge, wenn Dir die Konsistenz nicht gefällt. Du kannst Wasser, Kokosmilch, Kokoswasser, Mandelmilch oder andere pflanzliche Milchsorten verwenden.

ANTAUEN DER BANANEN

Lass Deine Bananen vor dem Mixen 5–10 Minuten antauen, so wird das Vermischen leichter. Fang mit der niedrigsten Stufe an und drücke die Bananen mit dem entsprechenden Mixerzubehör nach unten. Langsam kannst Du bis zur mittleren Stufe erhöhen.

Das Eis lässt sich leider schlecht auf Vorrat zubereiten, da es nach dem Einfrieren seine cremige Konsistenz verliert.

Eis ohne Bananen Variante 1

ZUTATEN

100 ml frisch gepresster Orangensaft, 100 ml Mandelmilch, 1 Handvoll Datteln entsteint, 2 getrocknete Feigen, 2 EL weißes Mandelmus, 400 g gefrorene Ananasstücke

ZUBEREITUNG

Alles im Mixer verquirlen.

Eis ohne Bananen Variante 2

ZUTATEN
200 g Wassermelone, Saft einer Orange, 250 g Erdbeeren, 2 EL Dattelsirup,1 TL Kakaonibs

ZUBEREITUNG
Wassermelone, Orangensaft auspressen, zusammen mit der Melone, Erdbeeren, dem Dattelsirup und Kakaonibs pürieren. Die Mischung in kleine Eisförmchen mit Stil füllen und für einige Stunden ins Eisfach legen.

ENERGIERIEGEL

- Folgende Zutaten kannst Du als Grundbasis zur Herstellung von gesunden Energieriegeln nutzen:
- Grundsubstanz: Mandelmehl, Kokosmehl, Leinsamen geschrotet, Nussmehl, Quinoa, Amarant, Buchweizenmehl, Flohsamenschalen, Chiasamen
- Getrocknete Früchte: Aprikosen, Pflaumen, Cranberries, Gojibeeren, Aroniabeeren, Rosinen, Datteln, Feigen
- Obst: Bananen, Mango, Papaya
- Süße: Stevia, Xylit, Agavendicksaft, Kokosblütenzucker, Dattelsirup
- Nüsse/Samen/Flocken: Walnüsse, Haselnüsse, Macadamianüsse, Kokosnussflocken, Chiasamen, Mandeln
- Mus: Mandelmus, Erdmandelmus, Kokosmus
- Flüssigkeit: Pflanzenmilch, grüner Tee, Wasser, Kokosöl, Birkenwasser, Kokoswasser

- Weiteres: Matchapulver, Superfoods, Kokosraspeln
- Gewürze: Vanille, Zimt, Sesam, roher Kakao
- Backmittel: Natron, Weinstein-Backpulver

Einfach alle Zutaten im Mixer oder mit der Hand vermischen und formen. Bei Bedarf etwas mehr Flüssigkeit in den Teig geben, wenn die Masse zu fest ist, oder die Menge Samen und Mehl erhöhen, um eine festere Konsistenz zu bekommen. Die Masse kannst Du entweder roh essen, im Kühlschrank fest werden lassen oder im Ofen ca. 15 Minuten kross backen.

Anti-Aging-Energieriegel

Dies ist ein Energieriegel mit vielen Antioxidantien und essentiellen Aminosäuren aus Hanfsamen, die Deine Zellen schützen und somit der Hautalterung entgegenwirken.

ZUTATEN
100 g Datteln entsteint, 30 g getrocknete Feigen, 1 Granatapfel / Kerne, 40 g Leinsamen geschrotet, 30 g Hanfsamen, 40 g Sonnenblumenkerne, 1 Prise Salz, 50 ml Mandelmilch, 50 ml Cashewmilch

ZUBEREITUNG
Alle Zutaten im Mixer verrühren, Konsistenz anpassen und zu Riegeln formen. Trocknen lassen oder im Kühlschrank fest werden lassen.

Dattel-Papaya-Riegel

ZUTATEN
100 g getrocknete Datteln entsteint, ½ Papaya, 40 g gemahlene Leinsamen, 50 g Amarant gepoppt, 40 g Mandeln, 1 TL Zimt, 1 Prise Meersalz, 120 g Kokosflocken, 100 ml Kokosmilch

ZUBEREITUNG
Alle Zutaten in einer Küchenmaschine oder Mixer verrühren. Konsistenz anpassen. Masse in Riegel formen und trockenen lassen oder im Kühlschrank etwas fest werden lassen.

JOGHURT

Joghurt

ZUTATEN
100 Gramm Nüsse nach eigenem Geschmack (Macadamia, Cashewnüsse oder auch geschälte Mandeln), 2 EL weißes Mandelmus, 60 ml Kanne Brottrunk (Reformhaus, Supermarkt), 100 g helle eingeweichte Leinsamen (über Nacht in 300 ml Wasser)

ZUBEREITUNG
Leinsamen-Masse in ein feines Sieb geben und die Flüssigkeit abtropfen lassen, was etwas dauern kann, oder durch ein Wäschetuch pressen. Es wird nur die Flüssigkeit benötigt. Die Nüsse mit dem Brottrunk im Mixer zu einer festen Creme pürieren. Leinsamenflüssigkeit und weißes Mandelmus in den Mixer hinzugeben. Die Mischung in ein Glas geben und für 3 Stunden im Kühlschrank kühlen lassen. Wenn Du Deinen Joghurt etwas süßen möchtest, kannst Du Dattelsirup oder eine kleine Prise Stevia dafür nehmen.

SÜSSES

Kokos-Kugeln

ZUTATEN
10 getrocknete Feigen, 2 TL Vanille, 1 EL Kokosmus, 1 EL gemahlene Mandeln, Wasser oder pflanzliche Milch, Kokosraspeln

ZUBEREITUNG
Zu den Feigen nach und nach Wasser hinzugeben und aufkochen, bis eine Masse entsteht, gemahlene Mandeln und/oder Kokosmus sowie Vanille hineinmischen, verrühren, Masse abkühlen lassen, Kugeln formen und in Kokosraspeln wälzen.

Muffins

ZUTATEN
2 Tassen ungesüßter Apfelsaft, 1 TL Vanillepulver, 2 EL Vanille Reisprotein (Truevego), 2 Bananen, 3 Tassen Mandelmehl, 2 Teelöffel Kokosnussöl, 1 EL geraspelte Mandeln

ZUBEREITUNG
Ofen auf 175 Grad vorheizen. Apfelsaft, Vanille Reisprotein, Bananen, Vanille, Mandelmehl, geraspelte Mandeln, Kokosöl mixen. Die Masse in kleine Muffin-Förmchen gießen und im Ofen etwa 30 bis 35 Minuten backen, bis die Muffins goldbraun geworden sind.

SNACKS

ALS SNACKS EIGNEN SICH

Getrocknete Feigen, Datteln, Obst, Mandeln oder Nüsse, geröstete Kichererbsen (aus dem Supermarkt oder selbst im Backofen rösten), getrocknete Papayastückchen (Bioladen), Chicorée, Rettich, Selleriestangen, Cherrytomaten, Gurken.

Auch die basischen gesunden Fertiggerichte Morgenstund und TischleinDeckDich, die nur mit heißem Wasser aufgegossen werden müssen, eignen sich als kleine Mahlzeiten oder Snacks zwischendurch und unterwegs. TischleinDeckDich aus Hirse und Buchweizen eignet sich dabei für mittags und Morgenstund kannst Du Dir morgens oder auch zwischendurch zum Beispiel im Büro zubereiten. Beides gibt es in Reformhäusern zu kaufen.

TRINKBARES

Für eine basische Lebensweise eignen sich als Getränke am besten stilles mineralarmes Wasser, selbstgemachte Gemüsesäfte und basische Tees.

WEITERE GETRÄNKEALTERNATIVEN

Reine Frucht- und Gemüsesäfte (Apfel- oder Orangensaft, Gemüsesaft, Rote-Bete-Saft, Tomatensaft) in Maßen, Matchatee, Kokoswasser, Birkenwasser, Ingwerwasser, Detoxwasser, pflanzliche Milch, goldene Milch und Smoothies.

Smoothies können je nach Gehalt auch als kleine Mahlzeit gelten und als Kaltschale gelöffelt werden.

Deinem Wasser kannst Du mit natürlichen Zutaten etwas Geschmack verleihen.

GETRÄNKE MIT WASSER

Apfelsaftschorle / Brottrunk

Ich möchte Dir explizit den Brottrunk ans Herz legen. Das Getränk schmeckt zwar nicht besonders gut, aber Du kannst den Brottrunk mit Wasser oder naturtrübem Apfelsaft verdünnen. Den Brottrunk bekommst Du günstig im DM oder etwas teurer auch im Supermarkt.

Er ist mit seinen Brotsäurebakterien stoffwechselanregend und besonders bei Hauterkrankungen zu empfehlen. Der Brottrunk hilft bei der Darmsanierung und wirkt sich somit positiv auf den gesamten Organismus aus. Zusätzlich wird dieser Gesundheitsbooster noch gesteigert, indem ihm Fermentgetreide hinzugemischt wird, das Du bei der Firma „Kanne" bestellen kannst oder auch im Reformhaus oder in einem Bioladen findest.

Brottrunk gemischt mit kohlensäurearmem Wasser und etwas Stevia kommt einer Apfelschorle nahe.

Was genau ist Brottrunk?

Gewonnen durch die Gärungsreaktion von Vollkorn-Sauerteigbrot entstehen sehr gesunde Brotgetreidebakterien, Milchsäure und Enzyme, welche gefiltert und abgefüllt werden. Dieser Brottrunk enthält nun gesunde Milchsäurebakterien, wertvolle Vitamine, Mineralien, Spurenelemente und Enzyme. Der Brottrunk gilt zudem als sehr gesund, da das Getränk bestimmte Enzyme hemmen soll, die an der Krebsbildung beteiligt sind.

Brottrunk schmeckt zwar sauer, wirkt aber in Deinem Körper basenbildend und damit einer Übersäuerung entgegen.

Sehr wichtig ist der Brottrunk im Zusammenhang mit seiner positiven Wirkung auf unseren Darm, wo der Großteil unseres Immunsystems sitzt. Der Brottrunk unterstützt durch seine Milchsäurebakterien den Aufbau unserer Darmflora und eignet sich zusätzlich dafür, die Ausscheidung von Schlackenstoffen über den Darm zu unterstützen. Brottrunk soll weiterhin den Alkoholabbau beschleunigen sowie eine positive Wirkung bei allergischer Rhinitis haben, was sogar durch Studien nachgewiesen wurde (Immune modulation with Kanne-Brottrunk to prevent pollinosis: a 1-year observational study with follow-up/Pubmed; 2006).

Inhaltsstoffe im Brottrunk:

- Vitamin B 12
  Vitamin B 12 ist besonders wichtig zur Stärkung unseres Immunsystems und trägt zu einer Verringerung von Müdigkeit bei.

- Vitamin D
  Besonders für die Aufnahme von Kalzium und Phosphor ist Vitamin D wichtig.

- Mangan
  Mangan ist wichtig für unseren Energiestoffwechsel und zur Bindegewebsbildung.

- Folsäure
  Folsäure, besonders in der Schwangerschaft empfohlen, findest Du als zusätzlichen wichtigen Bestandteil im Kanne Brottrunk, welche zur Aminosäuresynthese wichtig ist.

Brottrunk kann unverdünnt oder verdünnt täglich 150 ml oder kurweise getrunken werden.

Detoxwasser

Grundsätzlich kannst Du Dein Wasser mit allen möglichen Geschmackssorten natürlicher Früchte verfeinern. Nimm eine Karaffe mit Wasser und fülle diese mit gesäuberten Blaubeeren, Erdbeeren und vielleicht ein bisschen Minze. Über Nacht im Kühlschrank ziehen lassen und schon hast Du ein Erfrischungsgetränk.

Zum Detoxen empfiehlt sich besonders, das Wasser mit Zitronen- und Gurkenscheiben aufzufüllen. Hierbei solltest Du darauf achten, dass Du Bio-Produkte wählst, wenn Du diese direkt in Dein Wasser gibst. Diese Sorte von Wasser ist besonders gesund, da es weder Zucker noch künstliche Zusätze enthält, dafür aber mit Vitaminen und Mineralien angereichert ist.

ZUTATEN
1 Handvoll Kirschen, 1 Handvoll Erdbeeren, 1 kleines Stück Minze

ZUBEREITUNG
Kirschen und Erdbeeren waschen, Stiel und Grün entfernen, Erdbeeren halbieren, Minze waschen. Alle Zutaten in ein Gefäß mit Wasser füllen und über Nacht geschlossen ziehen lassen.

Grapefruitwasser

Einfach den Saft einer Grapefruit mit Wasser (kohlensäurearm) mischen und etwas Vanille und Zimt dazu und schon hast Du leckeren Geschmack in Deinem Wasser.

Ingwerwasser

Schneide ein kleines Stück von einer Ingwerknolle ab und übergieße dieses mit einem Liter heißem Wasser. Ziehen lassen und mit etwas Stevia oder (Manuka-)Honig bei Bedarf süßen.

Zitronen-Limo

Wenn Du ein paar Limetten oder Zitronensaft mit kohlensäurearmem Wasser und einer kleinen Prise Stevia mixt, hast Du einen guten Limo-Ersatz.

Goldene Milch

Goldene Milch ist ein wirklich sehr leckeres und dazu noch sehr gesundes Getränk aus pflanzlicher Milch und Kurkuma. Unbedingt ausprobieren! Aber sei vorsichtig mit der gelben Farbe des Kurkumapulvers!

ZUTATEN
Pflanzliche Milch, 1/4 Tasse Kurkumapulver, 1 TL Kokosöl, 1/2 Tasse Wasser, Muskat, Ingwer, Vanille, Zimt

ZUBEREITUNG
Wasser und Kurkuma in einen Topf geben, leicht kochen lassen und umrühren, bis sich eine dicke Paste ergibt. Eventuell noch etwas Muskat, geriebenen Ingwer und Pfeffer dazu. Abkühlen lassen und in einem Glas im Kühlschrank aufbewahren, hält 2–3 Wochen. Für das Getränk 1/2 TL der Paste mit einer Tasse Kokosreismilch (oder anderer Milch), 1 Prise Vanille, Zimt und 1 TL Kokosöl erwärmen. Je nachdem, welche Milch Du nimmst, kannst Du mit etwas Honig süßen.

Im Sommer kannst Du die Milch abkühlen lassen und mit etwas Eiswürfeln als Sommerdrink genießen.

Matcha / Matcha-Latte

Matchatee ist ein sehr gesunder grüner Tee, allerdings pulverisiert. Hier sind die guten Nährstoffe des grünen Tees noch erhalten (Aminosäuren, Antioxidantien, Eisen, Kalzium) und aufgrund des sehr hohen Koffeingehalts ist der Tee als gesunder Wachmacher geeignet. Der Matchatee ist im Gegensatz zu Kaffee ein langanhaltender und langsamer Wachmacher und daher um einiges gesünder als Kaffee.

Du kannst den Matcha mit Kokos- oder Mandelmilch zu Matcha-Latte aufpeppen.

MILCH

Milch ist ein kontrovers diskutiertes Thema. Häufig steht hier das Argument des hohen Kalziumgehalts ganz oben für die Verwendung tierischer Milch. Die wenigsten wissen allerdings, dass trotz der hohen Menge an Kalzium dieses nur zu 30 % von unserem Körper aufgenommen werden kann. Für die Aufnahme von Kalzium ist Magnesium notwendig, welches im Vergleich zu Kalzium in einem ungünstigen Verhältnis vorliegt und somit die Kalziumaufnahme dadurch sehr gering ist. Bei Spinat, Grünkohl und Nüssen hingegen liegt diese Aufnahme bei 40–65 %. Hinzu kommt, dass durch den hohen Eiweißgehalt der Milch unser Körper Mineralien benötigt, um die bei der Verstoffwechslung anfallenden Säuren zu neutralisieren. Wie Du bereits weißt, ist Eiweiß ein starker Säurebildner, da die im Eiweiß enthaltenen Purine zu Harnsäure verstoffwechselt werden. Somit kann es sogar eher zu einem Verlust an Kalzium bei dem Verzehr von Milch kommen, wenn Kalzium aus den Knochen für die Neutralisation von Säuren herangezogen wird. Auch werden durch den Pasteurisierungsprozess wertvolle Enzyme und hitzeempfindliche Vitamine zerstört.

Ebenso können tierische Produkte mit Rückständen aus Hormonen, Antibiotika und anderen Medikamenten belastet sein. Erwähnen möchte ich zusätzlich, dass Milch zu einer sehr großen Schleimbildung in Deinem Körper führen kann. Das Thema der Massentierhaltung muss ich sicherlich nicht mehr ansprechen und ist ein zusätzlicher Punkt, über den jeder Einzelne sich wahrscheinlich seine Gedanken macht. Welchen Grund gibt es also noch, anstatt pflanzlicher die tierische Milch zu verwenden? Es gibt viele tolle leckere pflanzliche Alternativen.

! *Wundere Dich aber nicht, wenn Du die pflanzlichen Alternativen nicht unter dem Namen „Milch“ findest. Diese dürfen zum Schutz von Milcherzeugnissen bei der Vermarktung offiziell nicht als „Milch“, sondern nur als „Drink“ verkauft werden (außer Kokosmilch).*

Welche pflanzlichen Milchalternativen gibt es?

Cashewmilch

Wenn Du es etwas nussiger magst, wirst Du die Cashewmilch mögen. Die Cashewmilch lässt sich ganz einfach zu Hause selbst herstellen, indem Du die über Nacht in Wasser eingeweichten Cashews mit Wasser mixt und absiebst. Zum Kochen und Backen ist diese Milchsorte ebenfalls geeignet.

Dinkelmilch

Oft suchen Kaffeetrinker nach einem Ersatz für tierische Milch in ihrem Kaffee. Hier bietet sich besonders die Dinkelmilch an. Durch ihren besonders süßen Geschmack eignet sie sich auch besonders für alle Süßspeisen und zur Zubereitung von Desserts.

Hafermilch

Dieser Milch werden cholesterinsenkende Eigenschaften nachgesagt. Auch die Hafermilch kannst Du zum Kochen und Backen verwenden.

Macadamiamilch

Etwas unbekannter ist die Macadamiamilch, die Du ebenfalls zum Kochen und Backen verwenden kannst.

Reismilch

Reismilch kannst Du auch sehr gut mit ihrem süßen Geschmack zum Kochen und Backen verwenden. Reismilch ist auch für Allergiker besonders geeignet. Diese Sorte bekommst Du mittlerweile nicht nur in Reformhäusern, sondern auch in Drogeriemärkten und Supermärkten. Hier solltest Du aber ein Auge auf die Zusätze haben und eine Milch ohne Zusätze wählen.

ZUSÄTZLICH GIBT ES U.A.

Kokosmilch, Mandelmilch und Haselnussmilch.

ZUBEREITUNG MANDEL-, NUSS- ODER CASHEWMILCH

ZUTATEN

Mixer, ein Wäschenetz (DM), eine Karaffe, 100 g Mandeln/Cashews oder Haselnüsse, 1 l Wasser
Verfeinern und versüßen kannst Du die Milch mit: Datteln, Stevia, Vanille, Muskatnuss, Kakaopulver (roh) oder Zimt.

ZUBEREITUNG

Zutaten über Nacht in einem Liter Wasser aufweichen. Am nächsten Tag kurz durch ein Sieb geben und abwaschen. Die Zutaten mit einem Liter Wasser nun in den Mixer füllen und vermischen, bis alles eine einheitliche Flüssigkeit ergibt. Anschließend kannst Du die Mischung durch das Tuch abseihen oder durch ein Sieb abgießen. Gut auswringen und fertig. Die Reste kannst Du trocknen und als Mehl verwenden oder in Dein Müsli geben.

PROTEINSHAKES

Wenn Du viel Sport machst, möchtest Du Dir nach dem Training vielleicht mal einen Proteindrink zubereiten. Auch für zwischendurch sind Proteindrinks gut geeignet. Hierbei kannst Du auf sehr gute vegane Eiweißdrinks zurückgreifen, um tierische Produkte zu meiden. Tierische Produkte gehören zu den Säurebildnern. Besonders wenn Du eine ausgeprägte Cellulite hast, empfiehlt es sich, tierisches Eiweiß zu reduzieren.

Pflanzliche Proteinquellen sind hier eine gesunde Alternative, sie werden von Deinem Körper sehr gut verstoffwechselt.

Die Vorteile von pflanzlichen Eiweißen

- Pflanzliche Eiweiße enthalten nur geringfügig Purine (Purine werden zu Harnsäure verstoffwechselt und tragen damit zu einer Übersäuerung bei)

- Pflanzliche Eiweißquellen beinhalten meistens weniger Fett und sind somit kalorienärmer

- Pflanzliche Proteine sind leichter verdaulich und belasten unseren Körper weniger

- Pflanzliche Eiweiße sind zusätzlich reich an Mineralstoffen

Als pflanzliche Proteinquellen sind zu nennen Hülsenfrüchte, Lupinen, Leinsamen, Mandeln, Nüsse, Hirse, Quinoa, Amarant, Hanfsamen, Grünkohl oder Blütenpollen.

Proteinpulver

Wenn Du zusätzliche Proteinpulver zu Dir nehmen möchtest, bieten sich Reisprotein oder Lupineneiweißshakes und Erbsenproteinpulver als Ersatz an. Auf www.regenbogenkreis.de findest Du eine Auswahl an pflanzlichen Pulvern.

Veganer Proteinshake

ZUTATEN
20 g Reisprotein, 1 Banane, 1 Prise Zimt, 1 EL Hanfsamen geschrotet, 250 ml Wasser oder pflanzliche Milch

ZUBEREITUNG
Banane schälen, alle Zutaten im Mixer verquirlen

Veganer Proteinshake fruchtig

ZUTATEN

20 g Erbsenprotein, 1 EL Hanfsamen, 1 Banane, 1 HV Heidelbeeren, 1 HV Himbeeren, 1 HV Erdbeeren, 250 ml Wasser

ZUBEREITUNG
Alle Zutaten im Mixer verquirlen.

SMOOTHIES

Als Grundlage für Smoothies mixt Du eine bis zwei Bananen mit zwei bis drei weiteren Früchten. Gib etwas Wasser oder ab und zu pflanzliche Milch oder kalten grünen oder Chai-Tee dazu und mische alles zusammen.

Solltest Du Dein Obst für Deinen Smoothie schälen?

Wie am Anfang des Buches erwähnt, rate ich Dir Dein Obst und Gemüse mit einer Flüssigkeit aus Wasser, Haushaltsessig, Natron und Zitrone zu reinigen oder Bio-Produkte zu verwenden. Aber auch die Bio-Sorten bitte gründlich waschen. Ansonsten empfehle ich Dir, konventionelles Obst und Gemüse immer zu schälen.

Steine und Kerne

Steinobst bitte immer entkernen. Bei weicheren Kernen und Samen (z.B. Wassermelone) kannst Du diese mit in Deinen Smoothie geben, was allerdings nicht jedermanns Geschmack ist. Besonders bei Papaya kann dies zu einer geschmacklichen Veränderung führen, da diese Kerne zum Beispiel einen pfefferähnlichen Geschmack haben. Diese Kerne enthalten dafür allerdings sehr viele Nährstoffe.

Vitalstoffe

Um Deine Smoothies so vitalstoffreich wie möglich zu gestalten, kannst Du in Bio- und Naturkostläden spezielle Zutaten und Superfoods finden, um Deinen Smoothie zu ergänzen.

Hierzu gehören:

- Acaibeeren (südamerikanische Palmenart)
- Brennnessel
- Camu Camu (Beerenfrucht aus der Amazonas-Region)
- Chlorella (Süßwasseralge)
- Gerstengras
- Hagebutte
- Lucuma (Pflanzenart aus den Anden)
- Macapulver (Pflanze aus Peru)
- Maulbeeren
- Sanddorn

Wie machst Du Deinen Smoothie cremiger?

Einige Zutaten geben Deinem Smoothie eine besonders cremige Konsistenz.

Hierzu gehören

- Avocado
- Banane
- Mandeln
- Mangopüree
- Nüsse
- Reis- oder Lupinen-Proteinpulver
- Samen (Chiasamen, Leinsamen, Hanfsamen binden Flüssigkeit und machen Deinen Smoothie dadurch etwas cremiger und dickflüssiger)

Geschmack

Ist Dein Smoothie zu süß, kannst Du den Geschmack durch etwas Zitrone oder Limettensaft abmildern.

Gefrorene Smoothies

Verwendest Du gefrorenes Obst, kannst Du Dir ein erfrischendes Eis kreieren. Hierfür benötigst Du allerdings einen leistungsstarken Mixer.

MÖGLICHE ZUTATEN FÜR SMOOTHIES AUF EINEN BLICK

- Acaibeeren
- Aroniabeeren
- Äpfel
- Aprikosen
- Avocados
- Bananen
- Birkenwasser
- Birnen
- Blaubeeren
- Cashews
- Chai-Tee
- Chiasamen
- Chlorella
- Datteln
- Erdbeeren
- Feigen
- Feldsalat
- Gerstengras
- Gojibeeren
- Granatäpfel
- Grapefruits
- Grünkohl
- Gurken
- Hanfsamen
- Himbeeren
- Honigmelone
- Ingwer
- Johannisbeeren
- Kakao (roh)
- Kiwi
- Kamillentee
- Kokosmilch
- Kokosöl
- Kokosmus
- Kokoswasser
- Leinsamen
- Limetten
- Macadamiamilch
- Mandelmilch
- Mangos
- Matcha
- Mangold
- Melonen
- Nektarinen
- Nussmilch
- Orangen
- Papayas
- Passionsfrucht
- Pfirsiche
- Preiselbeeren
- Reismilch
- Rhabarber
- Rote Bete
- Safran
- Sanddorn
- Sellerie
- Spinat
- Spirulina
- Vanille
- Wakame
- Wasser
- Wassermelone
- Weintrauben
- Weizengras
- Zimt
- Zitrone

Smoothie 1

200 g Blaubeeren, 5 Datteln entsteint, 2 EL Chiasamen (vorher in 1 Tasse Wasser eingeweicht), 1 TL Vanille, 200 ml Mandelmilch

Smoothie 2

200 g Himbeeren, 200 ml Kokosmilch, 1 TL geraspelte Mandeln, 100 g Erdbeeren, 100 ml Wasser

Smoothie 3

1 Handvoll Spinat, 200 ml Mandelmilch, 1 Selleriestange, ½ Gurke, 1 Apfel, 100 ml Wasser

Grüner Smoothie 1

2 Birnen, 1 Handvoll Spinat, 3 Stangen Mangold, 1 Stück Ingwer, ½ Avocado, 1 EL Hanfsamen, 1 Tasse Wasser

Grüner Smoothie 2

1 Avocado, 1 Handvoll Spinat, 1 Apfel, 1 Tasse Kokoswasser

Grüner Smoothie 3

5–6 angefrorenen Bananen (2 Stunden Gefrierfach), 1 TL Matchapulver, 200 ml Kokosnusswasser (Bioladen)

Grüner Smoothie 4

1 Handvoll Spinat, 1 Handvoll Blaubeeren, ½ Salatgurke, 2 EL Chiasamen (vorher 10 Minuten in etwas Wasser eingeweicht), 250 ml Wasser

Grüner Smoothie 5

1 Handvoll Spinat, ½ Avocado, 10–20 (über Nacht in 1 Tasse Wasser) eingeweichte Mandeln (Wasser abgießen), 1 Apfel, 1 EL Kokosöl; bei Bedarf: 1 EL Reisprotein

TEE

Kräutertees werden basenbildend verstoffwechselt und Du kannst Deinen Tag mit einem basischen Morgentee beginnen und mit einem basischen Abendtee beenden.

Du kannst Deine Tees natürlich immer ein wenig variieren, indem Du Deinen Teebeutel zusammen mit einem Stück Ingwer oder frischen Pfefferminzblättern übergießt.

Empfohlene Teesorten

BASISCHER 7 × 7 TEE

Basischer Tee wirkt reinigend und entschlackend. Es gibt verschiedene Kräutertees zur Auswahl, je nach Deinem Geschmack. Empfehlen kann ich 7×7 Kräutertee von P. Jentschura (www.p-jentschura.de). Dieser Tee schmeckt nicht nur sehr gut, in Kombination mit basischen Anwendungen werden Schlacken gezielt gelöst und ausgeschieden.

ENTGIFTUNGSTEE BLAUE BLÜTE

Diesen Entgiftungstee möchte ich Dir zusätzlich ans Herz legen. Dieser Tee beinhaltet nicht nur wirkungsvolle Pflanzenextrakte, sondern unterstützt auch noch ein gemeinnütziges Projekt:

PROJEKT GEGENSEITIGE HILFE

Die Philosophie dieses Projektes, an dem Petr Chobot mit seinem Team, zusammengesetzt aus Botanikern, Ärzten und weiteren Spezialisten, im Amazonas-Urwald intensiv arbeitet, ist das Modell der gegenseitigen Hilfe. Durch dieses Projekt bekommen die Menschen in beliebigen Ländern der Erde Zugriff auf die wirkungsvollen Pflanzenextrakte der Schamanen, die bei vielen Erkrankungen eingesetzt werden können. Im Gegenzug werden die so gewonnenen Finanzmittel als Hilfe an Amazonien übergeben.

Petr Chobot ist Biologe, der viele Jahre lang die Art des Heilens bei den Schamanen in Amazonien studierte. Er ist fest davon überzeugt, dass die ursprünglichen indianischen Völker vollkommen außerordentliche

Rezepturen über Urwaldpflanzen und Bäume besitzen, die unterstützend bei Zivilisationskrankheiten verwendet werden können. Weitere Informationen bekommst Du unter www.heilzone.ch.

FLOR ESSENCE

Dieser Tee besteht aus 8 Kräutern und beruht auf uralter Erfahrung der Ojibwa-Indianer Kanadas. Er eignet sich besonders zur Regulierung Deines Stoffwechsels und zur Entschlackung.

Dieser Tee enthielt ursprünglich nur die vier Kräuter Kleiner Sauerampfer, Klettenwurzel, nordamerikanische Ulmenrinde und Rarbarberwurzel, wurde jedoch später weiter durch Brunnenkresse, Kardobenediktenkraut, Rotklee und Rotalgen ergänzt.

Diesem Tee galt bei den Ojibwa-Indianern als heiliges Getränk, weil er den Körper reinigen und eine schmerzlindernde Wirkung haben würde.

Aufgrund der sehr starken reinigenden Kraft, ist mit der Dosierung langsam zu beginnen, um nicht zu viele Toxine auf einmal zu lösen. Hier bitte die Packungsempfehlungen beachten und die doppelte Menge an Wasser trinken.

LAPACHO TEE

Lapacho Tee ist besonders für die Stärkung des Immunsystems bekannt und wird häufig gegen Pilze und Candida albicans empfohlen. Durch seine besonders basische Wirkung soll dieser Tee Pilzen ihre Lebensgrundlage, das saure Milieu, entziehen.

Weitere empfehlenswerte Tees zur Bindung von Säuren und Ausscheidung sind zum Beispiel Brennnesseltee, Zimttee, Walnussblättertee, Ringelblumentee oder Schöllkrauttee.

BASENREICHE ALTERNATIVEN IM ÜBERBLICK

Abschließend findest Du noch eine Liste mit gesunden Alternativen im Überblick.

VORHER	JETZT
BACKPULVER	Weinsteinbackpulver, Essig und Natron
BRÖTCHEN	Buchweizenschnitte (Blumenbrot/Reformhaus), Leinsamencracker, basenüberschüssige Brote (selbstgemacht).
BUTTER, MARGARINE	Vegetarische Aufstriche (Reformhaus), Bohnenbutter (selbstgemacht), Avocadopaste (selbstgemacht), Rohmilchbutter, Olivenbutter (selbstgemacht)
CHIPS, NACHOS	Mandelchips (selbstgemacht), Grünkohlchips (Reformhaus / Bioladen / selbstgemacht), Gemüsechips (Reformhaus)
DIPS	Hummus, Avocadocreme, vegetarische Pasten, Mandelmus mit Salz und Pfeffer abgeschmeckt
DRESSINGS (SALATE)	Aus Gemüse, Obst (selbstgemacht)
EI ZUM BINDEN	Pfeilwurzelstärkemehl (Reformhaus), Kichererbsenmehl (DM/Reformhaus), Chiasamen geschrotet (Reformhaus), geschrotete Leinsamen, Johannisbrotkernmehl
FERTIGDRESSINGS	Kaltgepresste native Pflanzenöle, Zitronensaft mit Kräutern

VORHER	JETZT
FERTIGPUDDING	Avocado-Banane-roher Kakao-Schokocreme (selbstgemacht)
FRIKADELLEN	Bratlinge aus Gemüse, Kichererbsen oder Hirse oder aus Nüssen, Samen, Leinsaat und Kürbiskernen
FLEISCH	Lupinenfleisch, Bratlinge aus Gemüse/ Kichererbsen/ Amarant
GELATINE	Agar Agar (pfl. Bindemittel), Apfelpektin, Johannisbrotkernmehl
INDUSTRIELLE FETTE	Bratfette: Kokosfett, Kokosöl (Reformhaus/DM), Ghee Backfett: Kokosöl
KÄSE	Geriebene Nüsse (Pekanüsse, Walnüsse), Mischung aus Mandelmus mit Pfeffer, Salz (selbstgemacht); Mischung aus Cashewnüssen (Supermarkt, Reformhaus) mit Pfeffer und Salz (selbstgemacht)
KAFFEE, SCHWARZER TEE	Matcha (Latte), Ginseng Tee, goldene Milch, Chi Kaffee Bio (Govinda), Lupinen-Kaffee, Kaffee mit Kardamom, Basentee
KOCHSALZ	Kräutersalz (Herbamare), Ursalz (Reformhaus), Sesamsalz (Reformhaus)
KUHMILCH	Pflanzliche Milch: Kokosmilch, Reismilch, Mandelmilch (z.B. Provamel)
MINERALARME BLATTSALATE	Spinat, Grünkohl
MINERALWASSER	Stilles mineralarmes Wasser
NUDELN	Konjak-Nudeln, Linsen-Spirelli, Zucchini-Spaghetti, glutenfreie Nudeln (z.B. Fit 'n Free), Soba-Nudeln (Buchweizen-Nudeln)

VORHER	JETZT
PFANNKUCHEN	Buchweizen-Pancakes
PIZZA, FRITTIERTE POMMES MIT MAYO	Schwarze Bohnenpizza, basische Pommes mit Guacamole
SAHNE	Kokossahne, Mandelsahne, Cashewsahne
SCHOKOLADE	Mischung aus Mandelmus, rohem Kakao, Rohmilchbutter und Vanille (alles mischen und gefrieren); Mischung aus Kokosmus (z.B. Dr. Görg) mit Kakao, Früchten nach Wahl und Kokosöl mixen und gefrieren; Schokoriegel; Energieriegel aus Trockenfrüchten (selbstgemacht / Reformhaus);
SOFTDRINKS, KOHLENSÄUREHALTIGE GETRÄNKE	Stilles Wasser, Ingwerwasser, Wasser mit Früchten, Zitronenwasser, Brottrunkschorle, Kokoswasser, Birkenwasser
SOFTEIS	Basische Eiscreme, Früchteeis am Stiel
SOSSENBINDER	Kuzu (pfl. Bindemittel) (Reformhaus), Pfeilwurzelmehl (Reformhaus), Tahin (Sesammus), Mandelmus
WEINESSIG	Frischer gepresster Zitronensaft oder naturtrüber Apfelsaft
WÜRZE	Frische Kräuter, Kräuter der Provence, Garam Masala (Reformhaus), Curry, Koriander, Zimt usw.
ZUCKER	Datteln, Stevia, Birkenzucker (Reformhaus), Kokosblütenzucker (Reformhaus), Honig (kaltgeschleudert), Dattelsirup (selbstgemacht)

Mit der basenreichen Ernährung hast Du bereits einen ersten Schritt getan, um Säuren zu reduzieren. Im nächsten Teil geht es darum, wie Dir die basenreiche Ernährung gezielt bei der Reduzierung von Problemzonen helfen kann und Du zusammen mit Körperbehandlungen noch effektiver vorgehen kannst.

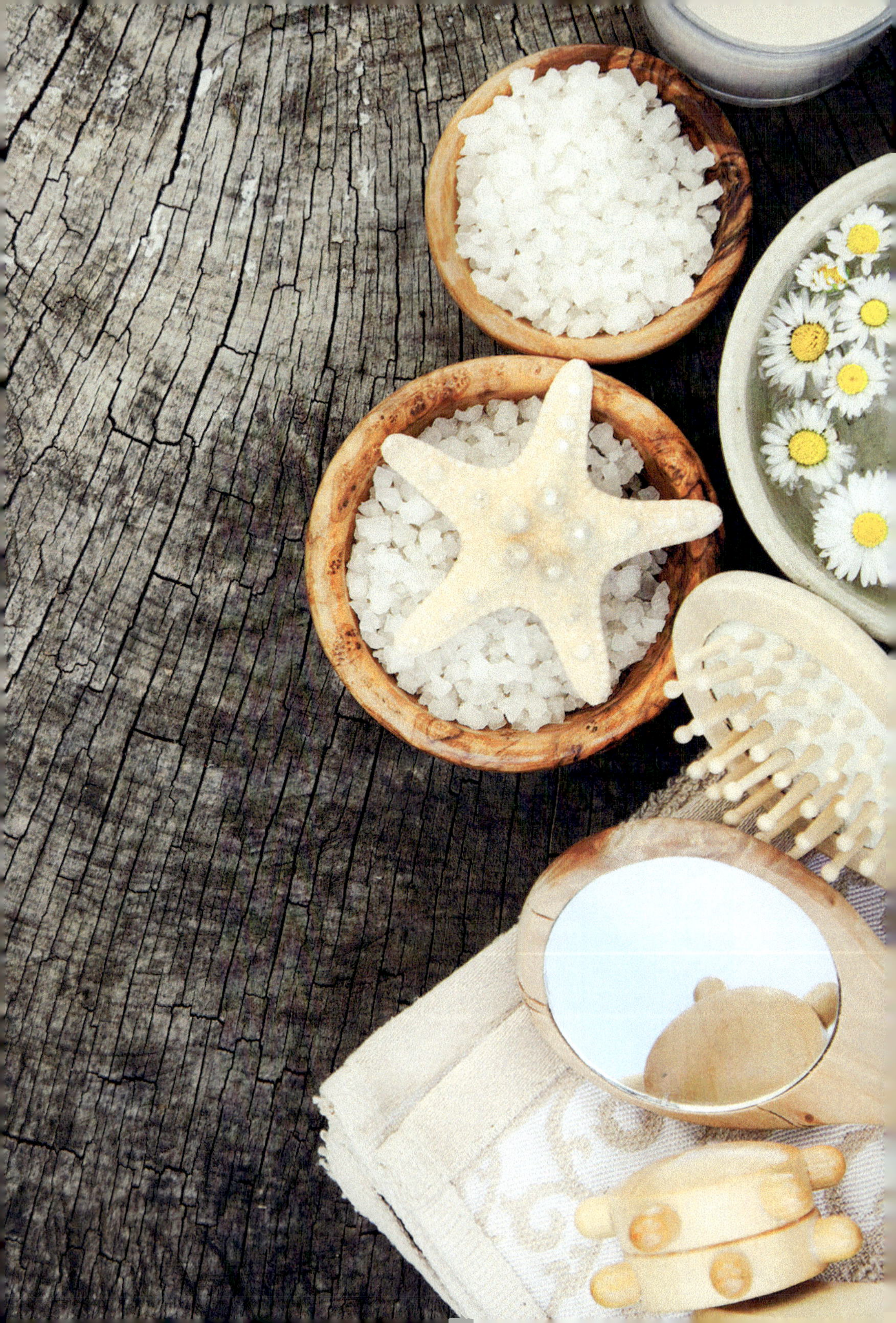

Teil III

Figurtuning

Wie entstehen Problemzonen?

REITERHOSEN

Besonders an den Reiterhosen setzen sich gerne die Neutralsalze aus Säuren und basischen Mineralien gebunden an Fett und Wasser ab. Häufig helfen weder strenges Kalorienzählen noch viel Sport. Wenn Du Deinen Körper nach dem Sport beobachtest, wirst Du vielleicht feststellen, dass trotz Sport einige Partien, wie zum Beispiel Reiterhosen und Po, trotzdem kalt sind. Hier sitzt das verschlackte Gewebe und es fehlt die Durchblutung. Bewegung strafft zwar einerseits unser Bindegewebe und baut Muskulatur auf, leider setzen wir uns aber auch im Sport meistens zu hohe Ziele und überfordern unseren Körper. Übertriebenes Training kann unsere Muskeln überanstrengen, wodurch in der Muskulatur durch fehlenden Sauerstoff ein Übermaß an Säuren gebildet wird (z.B. Milchsäure). Sport kann also auch kontraproduktiv sein. Durch die Bildung zusätzlicher Säuren benötigt der Körper wieder zusätzliche Mineralien, was die Entmineralisierung unseres Körpers fördert und damit auch unsere Bindegewebsschwäche. Werden nun noch die neutralisierten Säuren an Fett und Wasser gebunden und in unserem Bindegewebe abgelagert, führt dies zu einer weiteren Ausprägung unserer Cellulite bzw. Reiterhosen. Daher können auch Hochleistungssportlerinnen Cellulite bekommen (sog. Milchsäurecellulite). Durch ein Übertraining entstehen ständig neue Säuren. Bewegung alleine reicht also meistens nicht aus, um Einlagerungen gezielt abzubauen. Gerade wenn Du viel Sport treibst, ist daher zu empfehlen, vor dem Training zusätzliche pflanzliche Mineralien zu Dir zu nehmen und nach dem Training ein mögliches Zuviel an Säuren auszuleiten. Ein basisches Bad kann Dir hier helfen, Muskelkater vorzubeugen und Deinen Körper schneller zu regenerieren. Selbst mit einem Fußbad vor dem Fernseher am Abend kannst Du hier einer Übersäuerung entgegenwirken.

Bei Frauen, die starke Cellulite aufweisen, kann dies auch mit einer stark eiweißorientierten Lebensweise zu tun haben. Joghurt, Milch, Käse, Quark sind aufgrund des hohen Eiweißgehalts starke Säurebildner. Besonders Frauen bevorzugen oftmals tierische Produkte, um mit einer low-carb-orientierten Ernährung ihr Gewicht zu halten, und büßen dabei leider ihr Hautbild ein.

! *Besonders die Ursache von Cellulite ist meistens ernährungsbedingt.*

Das Bindegewebe bei uns Frauen, eigentlich ein Energie- und Fettspeicher, ist also oftmals ein Ablagerungsort für neutralisierte Säuren, und Cellulite sowie Reiterhosen können somit das Resultat einer säurelastigen, nährstoffarmen Ernährung und Lebensweise sein. In diesem Fall könnte Deine Ernährung und Durchführung reinigender Körperanwendungen Dein Hautbild positiv beeinflussen. Nährstoffreiche Ernährung, basische Tees und basische Bäder werden hierbei meistens unterschätzt. Dabei kannst Du bereits nach einem Basenbad spüren, wie weich Deine Haut geworden ist. Bei einer ausgeprägten Cellulite bzw. Reiterhosen kannst Du sehr gute Verbesserung Deines Hautbilds durch eine konsequente Umstellung Deiner Ernährung und regelmäßige Durchführung basischer Anwendungen erreichen. Dies habe ich selbst bei vielen Frauen schon sehen können, die davon überzeugt waren, ihre Cellulite wäre erblich bedingt und nichts könnte ihnen mehr helfen.

Was uns häufig nicht bewusst ist, unser Bindegewebe bildet auch den Transportweg für die Nährstoffe zu unseren Organen. Bei einer Verschlackung unseres Bindegewebes bedeutet dies daher zugleich eine Störung des Transports unserer Vitalstoffe als auch des Abtransports von Stoffwechselresten. Eine Verschlackung führt also auch immer zu einer Behinderung unseres Versorgungskreislaufs. Eine Befreiung Deines Bindegewebes hat daher nicht nur ein schöneres Hautbild als Resultat, sondern Dein Körper kann wieder besser mit Nährstoffen versorgt werden und Dein Stoffwechsel kann sich beschleunigen.

Fazit Reiterhosen und Cellulite

Zu viele Säurebildner aus künstlichen Fertigprodukten, tierischen Produkten und ungesunder Lebensweise (zu viel Sport, Stress) unterstützen die Bildung von unseren „harten" Problemzonen wie Reiterhosen und Cellulite. Es kommt zu eingelagerten Säuren, die nicht einfach weggehungert oder abtrainiert werden können.

HÜFTRINGE UND BAUCHSPECK

Wir haben alle unterschiedliche Problemzonen. Eine Person nimmt mehr an den Oberschenkeln zu, andere Menschen wiederum haben eher einen ausgeprägten Po. Bei Hüftringen und Bauchspeck sind sehr oft ungesunde (künstliche) Kohlenhydrate und Softdrinks im Spiel. Diese Personen essen meistens gerne Weizenprodukte wie Brot, Kuchen, Süßes, Nudeln, Pizza und trinken gerne Softdrinks. Diese ungesunden Kohlenhydrate werden bevorzugt an Bauch und Hüften eingelagert.

Viele ungesunde Kohlenhydrate (und damit Zucker) und wenig Bewegung sind oftmals der Grund für unsere Problemzonen oberhalb der Hüfte.

Ich spreche hier bewusst von ungesunden Kohlenhydraten, denn gesunde Kohlenhydrate aus Kartoffeln, Obst, Gemüse und Hülsenfrüchten kann Dein Körper besser verwerten und es wird schwierig, sich an diesen gesunden Lebensmitteln zu überessen. Alles ist möglich, aber Du wirst merken, dass Du mit diesen Lebensmitteln Dein natürliches Sättigungsgefühl wieder spüren wirst und sich das Verlangen nach „mehr" legt. Reduzierst Du Brot, Kuchen, Zucker, Eis, Alkohol, Nudeln, dann unterstützt Du den Abbau speziell Deiner Problemzonen an Hüften und Bauch. Isst Du stattdessen viel Gemüse und Salat mit Beilagen aus Hülsenfrüchten und Kartoffeln (nicht umgekehrt), wirst Du im Vergleich zu Deinen bisherigen Mahlzeiten sehr viele Kohlenhydrate einsparen. Deine Speckröllchen können sich verabschieden.

FAZIT HÜFTRINGEN UND BAUCHSPECK

Zu viele Kohlenhydrate aus ungesunden Lebensmitteln wie Weizen, Süßigkeiten, Softdrinks führen zu unseren „weichen" Problemzonen wie Hüftringen und Bauchspeck.

Was bedeutet dies nun?

Neben der Tatsache, dass wir oft viel zu viele Kalorien in Form von Weizen, industriellem Zucker in Verbindung mit Fett zu uns nehmen, trägt der gleichzeitige Mangel an wichtigen Nährstoffen zu Problemzonen bei. Durch eine Kalorienreduktion und viel Sport nimmst Du zwar ab, gezielt Problemzonen zu vermindern gelingt damit jedoch nur den wenigsten. Daher bietet sich neben Bewegung sowohl eine sehr vitalstoffreiche basenüberschüssige Ernährung als auch eine gezielte Entgiftung und Behandlung der Problemzonen an. Die basenreiche Ernährung mit zusätzlich vielen Nährstoffen versorgt unsere Zellen und bindet anfallende Säuren. Unsere Entgiftungsorgane werden unterstützt und der Abbau von Problemzonen begünstigt.

Durch die gezielte Entgiftung mit vielen Nährstoffen (binden Säuren) und basischen Anwendungen (leiten Säuren aus) kann Dein Körper eingelagerte Säuren in Form von Neutralsalzen abbauen und somit werden sich Deine Problemzonen verringern, da hier die eingelagerten Salze sitzen.

Wenn Du also abnehmen und zugleich Problemzonen reduzieren möchtest und zusätzlich auch Dein Hautbild verbessern willst, ist es nicht nur wichtig, dass Du auf eine angemessene Kalorienaufnahme achtest (analog Deinem Hungergefühl und nicht Deiner Langeweile oder anderen Gründen), sondern auch darauf, was Du isst. Wenn Du nur eine Tafel Schokolade am

Tag isst, wirst Du damit sicherlich Dein Gewicht reduzieren, aber womöglich Dein Hautbild und Deine Gesundheit ruinieren. Daher fühlen wir uns nach sogenannten Entschlackungskuren auch oft so gesund, weil diese neben einer Kalorienreduktion durch überwiegend sehr wasserhaltige Nahrungsmittel wie Obst und Gemüse auch viele Vitalstoffe liefern, die unseren Körper wieder versorgen und somit unser Hautbild positiv beeinflussen.

Wenn Du speziell Problemzonen abbauen möchtest, ist eine Säurereduktion durch Deine Ernährungsweise die Voraussetzung. Warum? Solange Dein Körper immer wieder tagtäglich Säurebildner aufnimmt, wird er sich immer zuerst um die Neutralisation und die Ausscheidung der neu eintretenden Säuren kümmern. Deine eingelagerten Schlacken bleiben so lange an ihren Stellen deponiert, bis Dein Körper Kapazitäten frei hat, sich um die „Altlasten" zu kümmern.

DER TURBO

Wenn Du Dein Figurtuning und Gewichtsverlust etwas beschleunigen möchtest, kannst Du zur Unterstützung bei Deiner Ernährung eine Zeitlang auch bei den gesunden Kohlehydraten ein wenig an der Schraube drehen und vermehrt auf grünes Gemüse und kohlenhydratarme Obstsorten setzen. In den nächsten Kapiteln stelle ich Dir noch einige Körperbehandlungen vor, die Du für Dein Figurtuning im Institut oder zu Hause anwenden kannst. Auch hier bietet sich zur Unterstützung während der Behandlungstage an, auf basenreiche, aber eher kohlenhydratarme Lebensmittel zurückzugreifen.

Es empfehlen sich während der Behandlungstage oder während einer Abnehmphase kohlenhydratarme Gemüsesorten wie Paprika, Tomate oder verschiedene Kohlsorten und Pilze anstatt z.B. Bananen. Das Gemüse kann mit etwas Fisch oder Fleisch ergänzt werden. Vegetarier können entsprechende pflanzliche Eiweißalternativen wählen.

ERKLÄRUNG

Der Organstoffwechsel soll das durch die in Instituten oder zu Hause durchgeführten Behandlungen freigesetzte Fettgewebe als Energielieferant verbrauchen. Dies geschieht, wenn dem Organstoffwechsel vorher die Kohlenhydratreserven entzogen werden und er auf das freigesetzte Fettgewebe als Energielieferant zurückgreifen muss. Daher unterstützen kohlenhydratarme Gerichte an diesen Tagen die Behandlungen. Kohlenhydratarmes Gemüse und die unterstützende Einnahme von Pflanzengranulat und zum Beispiel Gerstengras garantieren weiterhin genügend Nährstoffe für einen Ausgleich von Säuren.

GLYKÄMISCHER INDEX (GI)

Du kannst Dich zur Orientierung an den Glykämischen Index von basenreichen Lebensmitteln halten.

Dieser zeigt an, wie schnell Kohlenhydrate in Zucker umgewandelt werden. Natürliche Lebensmittel, nach deren Verzehr sich der Blutzuckerspiegel geringfügig oder langsam erhöht, haben einen niedrigen Glykämischen Index.

SALATE	10	TOMATEN	15	PAPRIKA	30
AUBERGINEN	< 15	MANDELN	22	SPROSSEN	30
ZUCCHINI	< 15	GRAPEFRUIT	25	BOHNEN	48
BLUMENKOHL	15	HEIDELBEEREN	25	KAROTTEN	49
PILZE	15	LINSEN	30	ERBSEN	50

An Behandlungstagen sind kohlenhydratarme Basenbildner mit einem niedrigen GI < 55 zu empfehlen.

Weitere gesunde kohlenhydratarme Lebensmittel sind Algen, Blattspinat, Broccoli, Champignons, Endivien, Fenchel, Feldsalat, Grünkohl, Gurke, Kresse, Mangold, Paprika, Pastinake, Radicchio, Radieschen, Rettich, Rosenkohl, Romanosalat, Rotkohl, Sauerkraut, Sellerie, Schwarzwurzel, Spargel, Wirsing, Zucchini.

Dies gilt allerdings nur für die Behandlungstage. Ich möchte hier nicht eine grundsätzlich kohlenhydratarme Ernährung empfehlen. Gesunde Kohlenhydrate sind Bestandteil einer basenreichen Ernährung.

FEHLER BEI EINER BASENREICHEN ERNÄHRUNG

Wenn Du Dich basenreich ernährst, bist Du zwar definitiv auf einem sehr gesunden Weg unterwegs, nichtsdestotrotz gibt es einige Punkte zu beachten, damit der Abbau von Problemzonen auch wirklich gelingt. Sicherlich hast Du schon mal von Entschlackungskuren gehört, die so oft kritisiert werden, da es angeblich keine Schlacken gibt. Mit Schlacken sind jedoch die Neutralsalze aus zu vielen Säuren gemeint und daher machen diese Kuren durchaus sehr viel Sinn.

! *Schlacken sind Neutralsalze, die entstehen, wenn Säuren im Körper durch basische Mineralien (Kalium, Magnesium) zu Salzen neutralisiert werden.*

Häufig werden bei diesen Entschlackungskuren allerdings zwei wesentliche Faktoren vernachlässigt, die dann dazu führen, dass die Kuren abgebrochen werden oder nicht erfolgreich sind. An diesem Beispiel möchte ich Dir zeigen, worauf Du auch bei einer basenreichen Ernährung und basischen Lebensweise besonders achten solltest, um Deine Problemzonen erfolgreich zu reduzieren.

Die meisten Kuren basieren auf einer pflanzlichen Kost, viel Wasser und einer Darmreinigung. Auf den ersten Blick auf jeden Fall gesund. Viel Wasser ist von besonderer Bedeutung, da Wasser nicht nur wasserlösliche Salze löst und damit Säuren, sondern diese auch aus dem Körper hinaustransportiert.

Wo liegen nun die Fehler? Welches sind die Bestandteile, die Deine Problemzonen zum Schmelzen bringen?

LEIDER WIRD BEI DEN MEISTEN KUREN

1. die Einnahme von zusätzlichen pflanzlichen Nahrungsergänzungsmitteln bzw. sehr nährstoffhaltigen Lebensmitteln und

2. die zusätzliche Ausscheidung über die Haut vernachlässigt.

Was passiert? Obwohl Du Dich während der Kur (bzw. bei einer basenreichen Ernährung) gesund ernährst, produziert Dein Körper durch tägliche Stoffwechselprozesse weiterhin Säuren und Stoffwechselreste (zum Beispiel durch Zellverfall). Dies bedeutet, Säuren und Gifte müssen weiterhin neutralisiert und ausgeschieden werden. Dein Körper ist also grundsätzlich permanent dabei zu entgiften, ob mit oder ohne Kur. Bei einer Entschlackungskur (und auch einer basenreichen Ernährung) reduzierst Du zwar einerseits Säurebildner durch eine gesunde Ernährung, auf der anderen Seite löst Du aber auch gezielt durch basische Tees, Wasser und Gemüsesäfte die alten eingelagerten Säuren. Das heißt, die Neutralsalze, eingelagert in Deinen Problemzonen, werden wieder in ihre Bestandteile zerlegt. Säuren werden wieder frei und Dein Körper hat somit mit einer Doppelbelastung zu kämpfen. Dies merkst Du eventuell an Anzeichen wie Müdigkeit, Kopfschmerzen oder Kreislaufbeschwerden.

HIER KOMMEN NUN

1. die zusätzlichen pflanzlichen Nahrungsergänzungsmittel und sehr nährstoffreiche Lebensmittel (Figurtuning mit basenreicher Ernährung) und

2. die Körperbehandlungen ins Spiel (Figurtuning mit Körperbehandlungen).

UM DEINEN KÖRPER ZU ENTLASTEN UND PROBLEMZONEN ZU REDUZIEREN,

1. helfen die zusätzlichen Nährstoffe, das Zuviel an „alten" Säuren zu binden und zu puffern bzw. zu neutralisieren, so dass diese ausgeschieden werden können und

2. begünstigen die basischen und stoffwechselanregenden Anwendungen den Abtransport über die Haut aus Deinem Körper.

ZUSAMMENFASSEND HEISST DIES

- Ernährst Du Dich basenreich und erhöhst zusätzlich den Nährstoffanteil in Deiner Ernährung, machst Du schon einen großen Schritt in eine gesunde Lebensweise, wovon auch Dein Äußeres automatisch profitieren wird.

- Durch die Reduktion von ungesunden Kohlenhydraten und Säuren kannst Du sowohl Deinen Fettstoffwechsel wieder in Gang bringen als auch den Entgiftungsprozess.

- Durch die zusätzlichen Nahrungsergänzungsmittel wie z.B. Pflanzengranulat, Algen oder Superfoods entlastest Du Deine Ausscheidungsorgane und unterstützt Deinen Körper, viele Säuren möglichst schnell zu binden und auszuscheiden.

- Über die Haut kannst Du die Ausleitung und den Abbau von Schlacken (Problemzonen) aktiv unterstützen.

Wie sieht dies nun in Deinem Alltag aus? Wie kannst Du Deinen Nährstoffanteil am besten erhöhen und welche Maßnahmen bieten sich an, damit Säuren ausreichend aus deinem Körper befördert werden?

1. FIGURTUNING MIT BASENREICHER ERNÄHRUNG

Im ersten Schritt ist es also wichtig, dass Du auf Lebensmittel mit einer sehr hohen Nährstoffdichte achtest. Eine besondere Bedeutung bei der Erhöhung der Mineralstoffmenge spielen pflanzliche Lebensmittel. Warum?

ZUSÄTZLICHE PFLANZLICHE NÄHRSTOFFE UND NATÜRLICHE SUPERFOODS (sehr nährstoffreiche Lebensmittel)

- enthalten alle wichtigen Nährstoffe (essenzielle Aminosäuren, essenzielle Fettsäuren, sekundäre Pflanzenstoffe, Enzyme, Mineralstoffe, Vitamine, Ballaststoffe), die Dein Körper benötigt, um seine Körperfunktionen zu erhalten,
- binden Säuren,
- stärken Dein Immunsystem,
- unterstützen Deine Entgiftungsorgane,
- sorgen für einen funktionierenden Stoffwechsel.

Pflanzliche Nährstoffe enthalten kaum Säurebildner, dafür aber sehr viele Mineralien und weitere Vitalstoffe. Nicht zu unterschätzen sind die sekundären Pflanzenstoffe (Stoffe, die den Pflanzen z.B. ihre Farbe oder ihren Geschmack geben). Hervorzuheben ist hier die antioxidative Wirkung von sekundären Pflanzenstoffen. Diese sekundären Pflanzenstoffe binden freie Radikale, die unseren Körper schädigen können. Freie Radikale sind instabile Sauerstoffmoleküle, die ebenfalls wie Säuren durch alltägliche Stoffwechselprozesse entstehen. Sie sind schädlich, wenn sie Überhand nehmen und dadurch unseren Körper angreifen. Sekundäre Pflanzenstoffe, wie zum Beispiel Carotinoide, stoppen die Vermehrung der freien Radikale.

Pflanzen und Kräuter als Nährstoffbooster

Grundsätzlich möchte ich in diesem Zusammenhang auf die Kraft von Heilpflanzen bzw. Kräutern hinweisen. Mit Heilpflanzen kannst Du nicht nur Krankheiten vorbeugen und Dein Immunsystem wieder aufbauen, sondern vor allen Dingen Deine Entgiftungsorgane bei der Ausleitung von Säuren und Giften unterstützen. Und das ganz nebenbei in Deinem Alltag. Nutze die Heilkraft der Pflanzen, die in Deinem Garten oder auf Wiesen und in Parks wachsen. Wir suchen immer nach außergewöhnlichen Pillen, Pulvern und Produkten, anstatt zu verstehen, dass die wirkungsvollsten Mittel vor unserer Nase wachsen.

Es stehen uns so viele wirkungsvolle Pflanzen zur Verfügung, die wir als Gewürz für Gemüsegerichte und Salate verwenden oder in unseren Smoothie mixen können. Ihre vielen Nährstoffe (und besonders der hohe Chlorophyllgehalt) bringen Dein Säure-Basen-Gleichgewicht wieder ins Lot.

Es ist sinnvoller, Kräuter und Pflanzen – regelmäßig und langfristig – in Deinen Alltag einzubauen, anstatt kurzfristig einmal eine Fasten- oder Entschlackungskur zu machen.

Indem Du Heilpflanzen und Gewürze wie zum Beispiel Koriander, Brennnessel und Löwenzahn in Deine Ernährung integrierst, unterstützt Du Deinen Körper bei der Entgiftung. Du reduzierst Säuren und gleichzeitig nährst Du Deinen Körper durch z.B. Antioxidantien, Enzyme und Mineralien.

Dein Säure-Basen-Gleichgewicht kann sich wieder einpendeln und Dein Körper kann Schlacken und damit Problemzonen abbauen.

EIN KLEINER AUSZUG AN PFLANZEN / KRÄUTERN / GEWÜRZEN, DIE DU IN DEINE TÄGLICHE ERNÄHRUNG EINBAUEN KANNST IN FORM EINES SAISONKALENDERS

SORTE	J	F	M	A	M	J	J	A	S	O	N	D
ARTISCHOCKEN								X	X	X		
BÄRLAUCH (KRAUT)				X	X							
BASILIKUM (KRAUT)						X	X	X	X			
BEIFUSS (KRAUT)						X	X	X	X	X	X	
BLATTSPINAT					X	X	X	X	X	X		
BORRETSCH						X	X	X	X	X		
BRENNNESSEL			X	X	X	X	X	X	X	X	X	X
BROKKOLI								X	X	X		
BUSCHBOHNEN								X	X	X		
BRUNNENKRESSE	X	X	X	X	X				X	X	X	X
CHICORÉE	X	X	X	X						X	X	X
ESTRAGON (KRAUT)						X	X	X	X			
GARTENKERBEL (KRAUT)		X	X	X	X					X	X	X
GARTENKRESSE (KRAUT)	X	X	X	X	X	X	X	X	X	X	X	X
GARTENMELDE (KRAUT)					X	X	X	X	X			
GRÜNKOHL	X	X	X						X	X	X	X
HOLUNDERBLÜTEN						X						

SORTE	J	F	M	A	M	J	J	A	S	O	N	D
KAPUZINERKRESSE (KRAUT)						X	X	X	X	X	X	X
KNOLLENSELLERIE					X	X	X	X	X	X	X	
LIEBSTÖCKEL (KRAUT)						X	X	X	X	X		
LÖWENZAHN				X	X	X	X	X	X	X		
MANGOLD					X	X	X	X	X	X		
MEERRETTICH									X	X	X	
RADIESCHEN					X	X	X					
ROSENKOHL								X	X	X	X	X
ROSMARIN (KRAUT)						X	X	X	X	X	X	X
ROTE BETE	X	X	X	X	X	X	X	X	X	X	X	X
SALATGURKEN							X	X	X	X		
SAUERAMPFER			X	X	X	X	X	X	X	X	X	
SCHAFGARBE (KRAUT)				X	X	X	X	X	X	X		

Es reicht, wenn Du eine oder zwei dieser Pflanzen zu Deinen Speisen integrierst oder in Form von Tee trinkst. So wird Dein Körper kontinuierlich bei der Entgiftung unterstützt.

> *Integrierst Du kontinuierlich Kräuter in Deinen Speiseplan, können täglich anfallende Gifte leichter umgehend wieder aus Deinem Körper ausgeleitet werden und lagern sich somit erst gar nicht ein.*

ENTGIFTUNGSBOOSTER

Nahrungsergänzungsmittel und Superfoods zur Problemzonenreduzierung

Im Folgenden möchte ich Dir empfehlenswerte Nahrungsergänzungsmittel und Superfoods vorstellen, die sich speziell zur Entgiftung und Lösung von Schlacken eignen. Die beste Unterstützung von innen zur Reduktion von Problemzonen und für ein straffes gesundes Hautbild.

Besonders möchte ich Dir Gerstengras und Pflanzengranulate ans Herz legen, welche bereits in diesem Buch erwähnt wurden. Auch eignen sich die Algen Chlorella und Spirulina für eine gezielte Entgiftung und Reinigung Deines Körpers.

Chlorella unterstützt die Ausscheidung von aufgenommenen Giften, während Spirulina zusätzlich Gifte löst.

Letztendlich entscheidest Du selbst, ob diese Ergänzungsmittel für Dich sinnvoll sind. Dies kannst Du zum Beispiel auch in Form eines kinesiologischen Muskeltests austesten lassen. Hierbei können über die Muskelspannung, meistens der Arme, sowohl Allergien, Nahrungsmittelunverträglichkeiten als auch Präparate ausgetestet werden.

Sowohl bei der Auswahl von Ergänzungsmitteln als auch zum Austesten hilft Dir am besten ein Heilpraktiker.

Hier findest Du nun Deine Nahrungsergänzungsmittel und Superfoods, die Säuren puffern, ausleiten und mit ihrem hohen Nährstoffanteil Deine Mineralstoffdepots versorgen.

Bärlauch-Kapseln

Bärlauch ist dafür bekannt, Schwermetalle, Pestizide und Schlacken aus dem Körper zu leiten. Bärlauch verstärkt die Blut- und Lymphzirkulation, wodurch Schlacken besser aus dem Gewebe gelöst und ausgeschwemmt werden können. Durch das enthaltene Magnesium wird unser Gewebeaufbau unterstützt. Zusätzlich reguliert Bärlauch die Darmflora. Bärlauch wird kurweise in Form von Kapseln empfohlen. Natürlich kannst Du Bärlauch auch während der Bärlauchsaison wunderbar über Deinen Salat streuen und wie zuvor erwähnt als Gewürz mit entgiftender Wirkung in Deine Speisen integrieren.

Dreiblatt-Kalium-Granulat

Dieses Granulat ist eine Mischung aus kaliumreichen Pflanzen, um überflüssiges Wasser auszuschwemmen und damit auch die dort eingelagerten Säuren und Gifte. Bevor Du Dir aber ein teures Produkt kaufst, kannst Du Dich auch einfach aus der freien Natur in Deiner Umgebung bedienen. Bei Dreiblatt handelt es sich nämlich um Unkraut und zwar um Giersch. Bei Giersch sprechen wir von einer hervorragenden Wildkräuterpflanze mit besonders hohem Kaliumgehalt sowie Vitamin C und Carotin. Kalium spielt eine zentrale Rolle zur Regelung Deines Wasserhaushalts und damit der Versorgung Deiner Zellen mit ausreichend Wasser. Deine Zellen werden somit einerseits ausreichend versorgt und andererseits ausreichend gereinigt und Schlackenstoffe abtransportiert. Giersch ist in der Naturheilkunde auch sehr bekannt zur Linderung bei Schmerzen durch Rheuma und Gicht und wird daher auch gerne „Zipperleinskraut" genannt.

Wirkungen von Giersch:

- Entzündungshemmend
- Schmerzstillend
- Entwässernd
- Harnsäurelösend

Das Kraut kannst Du entweder in Deinen Salat oder Smoothie integrieren, als Suppe verarbeiten oder auch als Tee trinken. Einfach 2 EL zerkleinerte Gierschblätter mit heißem Wasser übergießen, 10 Minuten ziehen lassen und 2–3 Tassen pro Tag trinken.

Gerstengras

Für mich das beste Superfood zur Entgiftung und Nährstoffversorgung. Bevor Gerste geerntet wird und die uns bekannte gelbe Farbe annimmt, enthält die Gerste besonders viele Nährstoffe. Dies fand der japanische Arzt Dr. Yoshihide Hagiwara bei seinen Untersuchungen von vielen Hunderten unterschiedlichen Pflanzen heraus. Er stellte fest, dass das junge Gerstengras überdurchschnittlich viele Vitalstoffe im Vergleich zu den anderen untersuchten Pflanzen enthält. Gerstengras enthält zum Beispiel siebenmal so viel Vitamin C wie Orangen, fünfmal so viel Eisen wie Brokkoli und doppelt so viel Ballaststoffe wie Kleie. Gerstengras enthält fast alle lebenswichtigen Vitamine und mehr als 20 Enzyme, die für unsere Stoffwechselprozesse unerlässlich sind. Nährstoffe wie Selen, Zink, Magnesium, Natrium, Kalzium und Eisen, die das Gras enthält, helfen unserem Körper unser Säure-Basen-Gleichgewicht aufrechtzuerhalten und einer Übersäuerung entgegenzuwirken. Auch enthält Gerstengras alle essentiellen Aminosäuren – Grundbaustoffe von Zellen und Gewebe. Ich empfehle Dir zu diesem Thema das Buch „Gerstengrassaft – Verjüngungselixier und naturgesunder Powerdrink" von Barbara Simonsohn.

Gerstengras kannst Du Dir zum Beispiel morgens in ein Glas Wasser rühren oder Dir damit einen grünen Smoothie herstellen. Die grünen Smoothies sind ebenfalls eine der besten Maßnahmen, um Deinen Körper bei der täglichen Entgiftung zu unterstützen und ihm wichtige Inhaltsstoffe zu liefern.

Grüne Smoothies zur Unterstützung der Entgiftung

Mit Hilfe von grünen Smoothies, die jede Menge Chlorophyll enthalten, kannst Du Deinen täglichen Entgiftungsprozess und damit die Ausscheidung von Säuren und Giften unterstützen.

Als Entdeckerin der grünen Smoothies wird oft Victoria Boutenko genannt. Ihre Familie litt an verschiedenen Gesundheitsbeschwerden und sie machte sich auf die Suche nach einer Lösung, die sie letztendlich in den grünen Blättern fand.

Im Rahmen einer Forschung beobachtete sie Gorillas und fand heraus, dass diese etwa 50 Prozent Blätter fressen und extrem vital waren. Um sich aber den bitteren Geschmack zu versüßen, umwickeln sie Obst mit den Blättern. Sie beschloss, dieses Prinzip zu übernehmen und ihr Obst und Gemüse im Mixer zu pürieren. Sie war nicht nur begeistert über den Geschmack, sondern auch über die Wirkung. Sie brauchte weniger Schlaf, war energiegeladener und geistig fitter. Seitdem fing sie an, grüne Smoothies publik zu machen.

Zu beachten ist, dass Du bei Deinen Smoothies nicht einfach Eisbergsalat in den Mixer gibst. Bei den Salatblättern gibt es große Unterschiede hinsichtlich der Inhaltsstoffe. Zu den Zutaten mit hohem Mikronährstoffgehalt gehören z.B. Wildgemüse und Kräuter. Diese Sorten enthalten sehr viele sekundäre Pflanzenstoffe und können u.a. eine antibakterielle und antivirale Wirkung haben. Nicht zu vergessen sind die vielen unlöslichen Ballaststoffe. Durch ihre Unlöslichkeit werden sie nicht verdaut, sondern verlassen unverändert unseren Körper, was einer Reinigung gleichkommt. Oft gibt es im Supermarkt einen Mix an Wildkräutern abgepackt, wenn Du keinen eigenen Garten oder Park in der Nähe hast. Ähnlich wie beim Gerstengras macht auch bei grünen Smoothies der hohe Chlorophyllgehalt das Getränk so wertvoll. Chlorophyll ist ein hervorragender Blutbildner. Es ist fast identisch mit unserem roten Blutfarbstoff und sorgt daher für reines und gesundes Blut. Je gesünder unser Blut ist, umso gesünder ist auch unser Körper.

DIE WICHTIGSTEN FAKTEN ÜBER CHLOROPHYLL

- wichtig für eine gesunde Darmflora
- verbessert das Blutbild
- sorgt für ein basisches Milieu
- reinigt die Leber
- beseitigt Körpergeruch
- hilft bei Zahnfleischproblemen
- fördert die Wundheilung

Was kommt rein in Deinen Entgiftungssmoothie?

Grundsätzlich besteht ein grüner Entgiftungssmoothie aus grünem Blattgemüse, Früchten und Wasser. Jedoch Wurzel- und Knollengemüse, Gemüse wie Brokkoli und Blumenkohl solltest Du nicht dazugeben. Wurzelgemüse enthält viel Stärke, was für die Verdauung nicht gut ist.

Das Grün wird mit 1–2 Tassen Wasser in einen Mixer gegeben und für ein paar Sekunden püriert, bevor eine Handvoll Früchte dazukommen. Je nachdem, wie dick oder dünn der Smoothie werden soll, wird weiteres Wasser hinzugegeben. Anstatt Wasser kann auch gepresster Orangensaft genommen werden. Etwas sättigender wird es mit Kokosöl, Mandelmus oder Sesammus. Ich empfehle Dir neben den bereits genannten Wildkräutern zusätzlich Gerstengras, Moringapflanze (eine indische Pflanze) oder andere pflanzliche Superfoods-Pulver.

! *Grüne Smoothies sind eine einfache Möglichkeit, täglich Deinen Körper mit wichtigen Nährstoffen zu versorgen und den Entgiftungsprozess zu unterstützen.*

Pflanzengranulate

Pflanzengranulate setzen sich aus Blütenpollen, Kräutern, Gewürzen, Samen und Gemüsen zusammen. Diese Vielfalt garantiert eine umfassende Versorgung Deines Körpers besonders bei Entschlackungskuren sowie zur Unterstützung im Alltag bei erhöhten Anforderungen wie Stress oder grundsätzlich zur Unterstützung Deiner Körperfunktionen. Die in den Pflanzen enthaltenen Vitalstoffe sind für unseren Körper besonders gut verwertbar. Durch die Vielfalt der Bestandteile in Pflanzengranulaten wird ein besonders breites Spektrum an Nährstoffen abgedeckt. Aus den Mineralstoffen, Vitaminen, Enzymen sowie sekundären Pflanzenstoffen zieht sich Dein Körper genau die Vitalstoffe, die er gerade benötigt. Säuren können gepuffert und Deine Entgiftungsorgane in ihrer Ausscheidungsfunktion unterstützt werden.

Empfehlen kann ich Dir Wurzelkraft von P. Jentschura.

Spirulina / Chlorella

Diese Algen liefern nicht nur zahlreiche Mineralstoffe und viel Chlorophyll, sondern binden und lösen zusätzlich Säuren und Gifte. Diese Algen besitzen außerdem einen sehr hohen Anteil an pflanzlichem Eiweiß. Sowohl Spirulina als auch Chlorella unterstützen hervorragend die Lösung, Bindung und Ausscheidung von Säuren. Du bekommst die Algen in Kapselform oder als Pulver im Reformhaus bzw. Bio-Läden. Spirulina eignet sich zum Lösen von Schlacken, Chlorella zum Binden und Ausleiten. Wichtig ist, dass Du beim Kauf auf 100 % reine Algen ohne Zusatzstoffe achtest.

Zeolith

Zeolith ist keine Pflanze, trotzdem sehr empfehlenswert zur effektiven Entgiftung Deines Körpers. Nicht nur weil das Vulkangestein Säuren und Gifte extrem stark binden soll, sondern weil es zugleich noch sehr viele wichtige Mineralstoffe liefert. Hauptbestandteil von Zeolith ist zum Beispiel Silizium, sehr wirksam und unterstützend für Haut, Haare und Nägel. In asiatischen Kulturen wird Silizium als Heil- und Verjüngungsmittel eingesetzt. Die bindende Eigenschaft von Schadstoffen und Giften kann zu einer klaren Haut und insgesamt einem verbesserten Hautbild führen. Seine starke Wasserbindung im Gewebe erhöht die Spannkraft, und eine Glättung von Falten kann positiv beeinflusst werden. Durch seine entgiftende, reinigende Wirkung ist Zeolith somit also auch besonders im Zusammenhang mit Anti-Aging geeignet. Die reinigende Wirkung des Bindegewebes kann zusätzlich zu einer Minderung von Celulite führen.

Hervorzuheben ist bei Zeolith allerdings auch die besondere Wirkung im Zusammenhang mit Sport. In dem Buch „Der Stein des Lebens" von Dr. Triebnig wird hier über die Linderung von schweren Beinen und Muskelkater nach dem Sport durch die Einnahme von Zeolith berichtet. Dies führt zu einer schnelleren Regeneration und Leistungssteigerung, was auf die Entsorgung der beim Sport anfallenden Abbauprodukte zurückgeführt wird. Studien belegen eine Leistungssteigerung von 11 % (Zentrum für Sportwissenschaften Universität Wien; 2011).

Zeolith ist derzeit in der EU als Bindemittel, Futterzusatz und Fließhilfsstoff (E567 und E568) und nicht zur Aufnahme durch den Menschen zugelassen. Ein Heilpraktiker kann Dir hierzu ausreichend Auskunft geben und auch im Netz sowie dem o.g. Buch findest Du sehr viele weitere Informationen zu diesem Thema.

Neben diesen Entgiftungsboostern möchte ich Dir abschließend noch zwei Tipps mit auf den Weg geben.

SPEZIALTIPPS

Schönheitsbooster für Deine Haut

Wenn wir Schlacken abbauen und unseren Körper mit nährstoffreichen Lebensmitteln versorgen, wird nicht nur unser Bindegewebe gereinigt, sondern auch unsere Haut profitiert von den vielen zusätzlichen Nährstoffen. Sogenanntes Anti-Aging-Food kann Dir helfen, Deine Haut aufzubauen und lange frisch und jung zu halten. Einige Lebensmittel enthalten genau diese Nährstoffe, die unsere Haut benötigt, um straff und rein zu bleiben und langsamer zu altern. Zu diesen Lebensmitteln zählt zum Beispiel die Mandel, die neben einem hohen Antioxidantienanteil auch den für die Haut wichtigen Inhaltsstoff Vitamin E aufweist. Oft verkannt und kaum genutzt wird Leinsamen. Seine Omega-3-Fettsäuren sorgen für eine bessere Feuchtigkeit der Haut und beugen Hautunreinheiten und Entzündungen vor. Leinsamen und Mandeln können einfach in Deinen Smoothie integriert werden und liefern damit eine perfekte Anti-Aging-Grundlage.

WEITERE BESONDERE HAUTBOOSTER SIND

- Avocado
- Chiasamen
- Chili
- Feigen
- Granatapfel
- Kokosöl
- Kurkuma
- Zimt

Versuche jeden Tag möglichst nährstoffreich zu gestalten, um Säuren zu reduzieren.

Wenn Du Dich an diese natürlichen Lebensmittel mit ihrem besonders hohen Nährstoffanteil hältst und Deinen Körper mit möglichst wenig künstlichen Produkten belastest, wirst Du schnell Veränderungen bemerken. Du wirst spüren und sehen, wie Dein Körper Schlacken abbaut und Dein Teint sich positiv verändert.

Voraussetzung für eine Nährstoffaufnahme im Körper

Letztendlich ist für die Aufnahme von Nährstoffen ein gesunder Darm Voraussetzung. Durch unsere ungesunde Ernährungsweise ist dieser oft bereits geschädigt und die Aufnahme von Mineralstoffen somit behindert. Unser Körper kann die Nahrung oftmals nicht nur nicht mehr richtig aufnehmen, oft verlangt das Gift im Körper nach Gift von außen und wir haben Appetit auf die Nahrungsmittel, die uns nicht guttun. Unser Körper gelangt immer weiter in eine Schieflage. Daher empfehle ich Dir, parallel durch Probiotika Deinen Darm zu unterstützen und aufzubauen. Auch der Brottrunk eignet sich hervorragend, um Deinen Darm wieder ins Gleichgewicht zu bringen.

ZUSAMMENFASSUNG KÖRPERTUNING MIT BASENREICHER ERNÄHRUNG

Für die Reduzierung von Problemzonen sind zusätzlich besonders nährstoffhaltige Lebensmittel zur Bindung von Säuren wichtig.

- Achte in Deiner täglichen Ernährung besonders auf Wildkräuter wie Löwenzahn, Brennnessel, Bärlauch und Giersch sowie Kräuter, die Dir wichtige Nährstoffe liefern und Deine Entgiftungsorgane entlasten. Diese Wildkräuter kannst Du in Deine Smoothies integrieren oder je nach Pflanze auch in Form von Kapseln, Gewürzen oder Pflanzensäften in Deinen Tag einbauen.

- Als zusätzliche Nährstoffbooster empfehle ich Dir Pflanzengranulate oder Gerstengraspulver. Diese helfen Säuren zu puffern und Deinen Körper wieder in sein Säure-Basen-Gewicht zu bringen. Dein Körper kann Fett und Wasser, welches er festgehalten hat, um Säuren zu binden, wieder loslassen.

- Zum Binden von Säuren und Giften bietet sich die Alge Spirulina an und zum Ausleiten Chlorella. Auch Zeolith bietet sich zum Binden und einer zusätzlich ausleitenden Eigenschaft an.

2. FIGURTUNING MIT KÖRPERBEHANDLUNGEN

Der zweite Punkt zur Reduzierung von Problemzonen bei einer basischen Lebensweise ist die zusätzliche Nutzung unserer Haut als Ausscheidungsorgan.

Die Haut ist unser größtes Ausscheidungsorgan und kann daher aktiv die Ausleitung von Säuren unterstützen. Ein Embryo scheidet neun Monate fast ausschließlich Säuren über die Haut ab und gibt diese in das Fruchtwasser ab. Das Fruchtwasser ist basisch und neutralisiert die abgegebenen Säuren. Dieses Prinzip kannst Du Dir zunutze machen und durch basische Bäder, Fußbäder, Wickel und andere zusätzliche Anwendungen die Entgiftung zusätzlich unterstützen.

Basische Anwendungen und Körperbehandlungen kann ich Dir besonders empfehlen, wenn Du mit hartnäckigen Problemzonen zu tun hast und Dein Hautbild verbessern möchtest. Einige dieser Anwendungen sind leicht zu Hause durchführbar, andere werden in vielen Instituten angeboten. Die Durchführung empfiehlt sich regelmäßig, wie eine Sportart, um Deinen Körper kontinuierlich bei der Entgiftung zu unterstützen. Kommst Du aus der Region Köln / Düsseldorf, kannst Du mich gerne für eine Empfehlung von Instituten anschreiben (info@basischfit.de).

ANWENDUNGEN ZU HAUSE	ANWENDUNGEN IM INSTITUT
Basische Anwendungen (z.B. Basenbäder, Basenwickel), Energiebürstungen, Entgiftungspads, Schröpfen, TENS	Ayurvedische Massagen, Bandmassagen, Infrarotbehandlungen, Lymphdrainagen, Schröpfen, Wickel

METHODE	ANWENDUNG BEI
AYURVEDISCHE MASSAGEN	Cellulite, Entgiftung
BANDMASSAGE	Cellulite, Reiterhosen, Aktivierung Lymphsystem
BASENBAD	Entgiftung, Cellulite, Reiterhosen, trockene Haut
ENERGIEBÜRSTUNG	Durchblutung, Aktivierung des Lymphsystems
ENDERMOLOGIE / LIPOMASSAGE	Problemzonen, Hautstraffung, Narbenbehandlung, Hüftspeck
ENTGIFTUNGSPADS	Entschlackung
INFRAROT	Entgiftung, Fettverbrennung, Abnehmen
LYMPHDRAINAGE	Wasseransammlungen, Entgiftung, Cellulite, Aktivierung des Lymphsystems
SCHRÖPFEN	Ausleitung von Giftstoffe, Entgiftung, Stoffwechselaktivierung, Reiterhosen, Cellulite, Aktivierung des Lymphsystems
TENS	Verspannungen, Cellulite, Reiterhosen
WICKEL	Entgiftung, Problemzonen

Ayurvedische Massagen

Problemzonen einfach wegmassieren? Nun, so einfach ist es leider nicht. Aber auch spezielle Massagen können einen Abbau von Problemzonen unterstützen. Wie? Zum Beispiel in Form einer ayurvedischen Spezialmassage. Das Besondere an ayurvedische Massagen ist, dass sie nicht nur enorme Auswirkung auf unseren Körper haben, sondern ganzheitlich wirken. Die Behandlungen unterstützen auch die Ausscheidung von Giften, stärken unser Immunsystem und sorgen für eine Regeneration von Gewebe und Organen. Zusätzlich sorgen sie für Stressabbau, einer der größten Säurebildner, und haben eine extrem entspannende Wirkung. Das gesamte Körper-Geist-System wird tiefgreifend gereinigt und gestärkt.

Besonders hervorheben möchte ich die ayurvedische Pulvermassage, auch Udvartana genannt. Mit dieser belebenden Behandlung wird sowohl eine Tiefenreinigung als auch einer Aktivierung Deines Stoffwechsels erreicht. Die Massage wird daher gezielt zur Beseitigung von Fettpölsterchen und Cellulite eingesetzt. Zum Einsatz kommt zum Beispiel Kichererbsenmehl als Pulver oder aber auch Linsenmehl, welches mit Kräutern angereichert wird, die auf Dich persönlich abgestimmt sind. Durch die Massage dringen diese Kräuter bis tief in Deine Haut ein, wo sie gezielt ihre Wirkung frei entfalten können. Schlacken werden gelöst und abtransportiert.

Auch die ayurvedische Kräuterstempelmassage ist eine sehr effektive Problemzonenbehandlung. „Pinda Sveda" wird mit Tuchballen durchgeführt, die in warmes Öl getränkt und mit verschiedenen Kräutern gefüllt sind. Diese Massage gehört zu den Verjüngungsbehandlungen, auch Rasayanas genannt. Diese werden zur Gewebsstraffung und Zellerneuerung eingesetzt. Speziell für eine Cellulite-Behandlung gibt es eine besondere Form der Pinda-Behandlung mit einem Gemisch aus Zitrone, Kokosraspeln und Senföl, um die Haut zu glätten und Fett abzubauen.

Ayurvedische Massagen werden in vielen Massagepraxen angeboten und Du kannst die Behandlungen unterstützend zu basischen Anwendungen zu Hause durchführen. Dies ist überhaupt kein Muss, aber eine wunderschöne Maßnahme, um Körper und Geist zu reinigen. Wenn Du mehr über ayurvedische Behandlungen wissen möchtest, findest Du unter www.ayurveda-parkschloesschen.de viele tolle Informationen und einen Blog zu diesem Thema. Das Hotel Ayurveda Parkschlösschen ist eine der besten Adressen in Deutschland für die ayurvedische Entgiftungskur Panchakarma.

Band- und Rollenmassage

BANDMASSAGE

Diese Methode aktiviert besonders die Durchblutung Deiner Haut und heizt dazu noch den Stoffwechsel an. Die Bandmassage unterstützt immens den Fettabbau, was die wenigsten wissen und daher in Instituten auch leider nicht sehr oft in Anspruch genommen wird.

Vielleicht weißt Du, dass unser Lymphsystem für den Abtransport unserer Schlacken verantwortlich ist, aber über keinen eigenen Antrieb verfügt. Hier greift die Bandmassage, die dazu noch unseren Stoffwechsel aktiviert und unsere Haut ordentlich strafft und dazu noch unseren Reiterhosen den Kampf ansagt.

Wie funktioniert eine Bandmassage?

Die Bandmassagen findest Du in vielen Kosmetikinstituten. Das Band massiert gezielt individuelle Problemzonen wie Reiterhosen, Bauch, Hüfte und Gesäß. Diese Zonen können immer im Wechsel von ca. drei Minuten behandelt werden. Die Durchblutung, der Kreislauf, Stoffwechsel und das Lymphsystem werden aktiviert. Insgesamt beträgt die Dauer etwa 30 Minuten. Massiert wird von den Füßen aufwärts zum Herzen hin, in den Instituten wird Dir genau erklärt, wie Du das Band anlegst und worauf Du achten solltest.

ROLLENMASSAGE

Die Rollenmassage wird, ähnlich wie die Bandmassage, in Instituten angeboten und speziell bei Problemzonen wie Oberarme, Taille, Hüfte, Bauch, Po und Oberschenkel angewendet. Besonders bei Cellulite können hier auch sehr gute Erfolge erzielt werden. Die Rolle aktiviert die Durchblutung der Haut, regt die Lymphe an und unterstützt so den Abbau von eingelagerten Schlacken.

Wenn Du nicht die Möglichkeit hast, die Anwendungen der Rollen- und Bandmassage in einem Institut durchzuführen, gibt es auch die Möglichkeit, Dir einen Massageroller oder aber auch ein TENS-Gerät zu kaufen. (s.h. Seite 207)

Basische Anwendungen und Körperpflege

Nutze Basenbäder, Fußbäder, einen Basenmantel sowie basische Pflegeprodukte, um Dich von Säuren und eingelagerten Giftstoffen sichtbar in Form von Problemzonen zu befreien. Die optimalen Maßnahmen für zu Hause. Auch Sauna und Dampfbad helfen Dir besonders, Deinen Körper zu entgiften, wenn Du vorher etwas basisches Wasser aufträgst (Kaiser Natron in etwas Wasser auflösen oder als Peeling benutzen).

Nach dem Duschen kannst Du Dich mit basischen Cremes pflegen oder auch einen Basenmantel anwenden, wodurch der Körper auch tagsüber entgiften kann.

! *In Form von basischen Vollbädern, Fußbädern, basischen Strümpfen und Wickeln 2- bis 3-mal in der Woche kannst Du Deinen Körper gezielt pflegen und entgiften.*

Deine Haut wird weich und zur Selbstfettung angeregt, so dass ein zusätzliches Eincremen nicht mehr notwendig ist.

Basische Bäder

Basenbäder sind mein Lieblingsthema und ich kann Dir diese für zu Hause nur wärmstens empfehlen, ob nach einem anstrengenden Tag oder gezielt zur Reduzierung von Problemzonen. Die Bäder haben durch die ausleitende Wirkung sowohl einen Effekt auf Dein Gemüt und Deine Laune als auch auf Deine Figur und Dein Hautbild.

Es wundert mich, dass auch dieses Thema, wie die meisten alternativen Methoden, trotz der guten Wirkung immer noch belächelt und nicht öfter eingesetzt wird. Wenn Du sowieso gerne badest, gibt es nichts Einfacheres, als Dein Schaumbad durch Basensalz zu ersetzen. Auch wenn dies vielleicht am Anfang eine kleine Umgewöhnung ist, wie wahrscheinlich ebenso die Verlängerung der Badedauer, um den Effekt der Badeosmose zu nutzen. Badeosmose? Dazu später mehr. Wenn wir heutzutage baden, so beläuft sich die Badedauer meistens auf maximal eine halbe Stunde. Dabei finden sich bereits in allen Kulturen Hinweise auf basische Bäder von mehreren Stunden (Jentschura 2000). Es heißt, dass die basischen Bäder das Mittel zur Verjüngung waren (Günther, 2005). Mehrtägige oder sogar mehrwöchige Badekuren waren keine Besonderheit.

Uns ist leider zu wenig bewusst, wie bedeutend und wichtig die Ausleitung von Giften und Säuren ist, die durch unsere Ernährungs- und Lebensweise ganz automatisch entstehen. Dabei ist dies Voraussetzung für unsere Körperfunktionen und damit unsere Gesundheit. Wir werden nicht mit Reiterhosen, Cellulite und Problemzonen geboren. Diese entstehen erst im Laufe unseres Lebens. Sie sammeln sich an. Ebenso wie sich Müll in unserer Wohnung ansammeln würde, wenn wir diesen nicht regelmäßig entsorgen würden.

Wie wirken Basenbäder?

Bei Basenbädern machen wir uns das Prinzip der Osmose zunutze: Der unterschiedliche pH-Wert auf zwei Seiten einer durchlässigen Membran führt zum Ausgleich der pH-Werte. Was ist damit gemeint? Das bedeutet, dass das basische Badewasser auf Deine saure Haut trifft und Säuren aus dem Körper in das basische Wasser gezogen werden. Es heißt, dass hierbei bis zu 50 % Säuren und Giftstoffe aus dem Körper gezogen werden können. Um diese osmotische Wirkung herzustellen, ist ein spezielles Salz notwendig: Basensalz. Dieses bekommst Du im Drogeriemarkt oder auch in Apotheken. Mit diesem Salz bekommt das Wasser einen basischen Wert, was Du anhand von pH-Streifen messen kannst. Das Wasser sollte einen pH-Wert von mindestens 8 haben, die Badetemperatur sollte bei 37–38 Grad liegen. Du kannst immer wieder Wasser nachlaufen lassen, sollte sich das Wasser abkühlen. Dementsprechend sollte auch das Salz nachgefüllt werden. Den Entgiftungsprozess kannst Du während des Badens noch unterstützen, indem Du Deinen Körper ab und zu bürstest. Nach dem Bad kannst Du Dich abduschen, solltest aber auf eincremen verzichten, um den Entgiftungsprozess nicht zu hemmen, der auch nach dem Baden noch weitergeht.

ZUR GESCHICHTE DER BASISCHEN BÄDER

In heidnischen Kulturen war die Zusammensetzung der basischen Bäder einzig und alleine dem Bader vorbehalten. Nur Orte mit basischem Thermalwasser machten zu heidnischen Zeiten einen bedeutungsvollen Ort aus, an dem Siedlungen errichtet wurden. Hier wurde die Möglichkeit geboten, regelmäßig basisch zu baden und neue Kräfte zu sammeln. Lange hielt sich die Gewohnheit, sonnabends zu baden (um sonntags rein zu sein). Eine Gewohnheit aus der heidnischen Zeit, in der die Menschen die Feiertage ganz rein sein wollten. Im Vergleich zu heute sind Feiertage oft Gelegenheiten, sich zu betrinken und zu überessen. Alles andere als rein. Über die Zeit haben basische Bäder an Bedeutung verloren und den meisten Thermen fehlte letztendlich das Entscheidende: Wasser mit einem basischen pH-Wert. Denn nur dieser führt zu einer Osmose mit gesundheitlicher Wirkung. Um die Jahre 772–802 wurden alle basischen Thermen versiegelt (Lück 1993, Kinder/Hilgemann 1984) und am Ende des Hochmittelalters wurde das Baden von der Kirche sogar ganz verboten, um zu verhindern, dass Badewasser selbst mit basischen Zusätzen zubereitet wurde. Bäder wurden später zwar wieder erlaubt, aber es waren Bäder mit einem sauren pH-Wert. Stundenlange Bäder in Wasser ohne basischen pH-Wert sind weder angenehm noch haben sie eine gesundheitliche Wirkung. Basische Bäder dagegen sind angenehm und die Haut kann sich erholen, weil Säuren in das Wasser abgegeben und neutralisiert werden können.

In diesem Zusammenhang ist auch die Methode von Pfarrer Sebastian Kneipp zu erwähnen. Das von ihm empfohlene kalte Wasser ist basischer als warmes Wasser, da der pH-Wert temperaturabhängig ist. Durch Bewegung im Wasser ist eine verhältnismäßig lange Dauer im Wasser möglich und die damit in Zusammenhang stehende Besserung von Krankheitssymptomen lässt sich leicht erklären. Kommen Menschen mit hoher Säurebelastung bereits mit leicht basischem Wasser (kaltes Wasser) in Berührung, kann dies schnell eine Besserung der Beschwerden durch eine Entsäuerung über die Füße ermöglichen.

ANWENDUNG VON BASISCHEN BÄDERN

Vollbäder und Fußbäder sollten mindestens 45 Minuten dauern und können auf bis zu 60 oder 120 Minuten ausgedehnt werden. Je nach Verträglichkeit kannst Du phasenweise 2- bis 3-mal und danach 1-mal pro Woche baden. Einige Menschen nehmen mehrmals wöchentlich ein Basenbad oder wenden die Fußbäder täglich an, weil es ihnen so gut bekommt. Unsere Füße gelten als Hilfsniere und daher sind auch Fußbäder nicht zu unterschätzen. Die ideale Badetemperatur liegt bei 36–37,5 °C. Für ein Vollbad ca. 3 gehäufte Esslöffel Basensalz (Reformhaus, DM) in das Badewasser geben. Für ein Hand- oder Fußbad empfiehlt sich etwa 1 Esslöffel Badesalz. Anstatt Badesalz können auch 2–3 Päckchen (200–300g) Kaiser Natron (DM, Kaisers) angewendet werden. Kaiser Natron ist reines Natriumhydrogencarbonat, welches immer anteilig in allen Basensalzen enthalten ist.

Damit Du die osmotische Wirkung bei Basenbädern auch wirklich effektiv nutzt und das Bad entspannend wird, achte auf Folgendes:

BADEDAUER

Übertreib es am Anfang nicht und teste erst aus, wie Du das Bad verträgst. Ein Bad soll zwar mindestens 40 Minuten dauern, wenn Du aber Anfänger bist, kannst Du mit 20 Minuten anfangen und die Dauer die weiteren Male nach Befinden steigern. Es kann sein, dass, wenn Du gleich zu Beginn zu lange badest, Dein Körper mit übermäßigem Schwitzen, Kreislaufbeschwerden und Müdigkeit reagiert, weil die Entgiftung zu stark ist. Daher beginne mit einer kurzen Dauer und Pausen (mindestens 2 Tage) zwischen den Bädern. Nachdem Du Dich an das Baden gewöhnt hast, halte die Dauer von mindestens 40 Minuten, besser 1–2 Stunden ein, um auch wirklich in den Genuss der osmotischen Wirkung zu kommen.

BADEWANNE AUSSPÜLEN

Nach und vor dem Bad die Wanne mit reinem Wasser gründlich abspülen. Vor dem Bad, um mögliche Rückstände von Reinigungsmitteln zu entfernen, und nach dem Bad, um Ablagerungen zu vermeiden.

BASENSALZ

Um ein richtiges Basenbad durchzuführen, ist die Zusammensetzung der Salze von großer Bedeutung. Leider weisen einige Basensalze qualitativ minderwertige Inhaltsstoffe auf. Neben den hochwertigen Carbonaten, die für die Bindung der ausgeschiedenen Salze wichtig sind, sind Mineralien wie Magnesium zur Remineralisierung von Bedeutung. Die richtige Zusammensetzung der Inhaltsstoffe spielt eine wesentliche Rolle, damit die osmotische Wirkung in Kraft tritt. Verwende ein hochwertiges Basenbad einer Firma, der Du vertraust.

GETRÄNKE

Eventuell wirst Du Durst bekommen und somit nimm Dir eine Flasche stilles Wasser oder einen Basentee mit an die Badewanne. Auch kannst Du Dir frisches Obst und Gemüse als kleine Snacks mitnehmen, falls Dir schnell hungrig wird. Sehr hilfreich ist auch ein Extra-Handtuch neben der Badewanne, das Du bei Bedarf als Kopfstütze zum Lesen nutzen kannst.

DOSIERUNG

Dein Wasser sollte einen pH-Wert von 8,3–9,3 erreichen und Dein Basensalz kannst Du dementsprechend dosieren. Meistens wird zu niedrig dosiert, da die allgemeinen Angaben auf den Produkten je nach Wasserhärte angepasst werden müssen. Der optimale pH-Wert ist wichtig, damit Du nicht umsonst viel Zeit in der Wanne verbringst. Du kannst während des Badens mit pH-Streifen den Wert messen und immer wieder Salz zugeben.

ENTERTAINMENT

Dein Bad nimmt etwas Zeit in Anspruch und damit Du Dich nicht langweilst, beuge vor und nimm Dir Zeitschriften oder ein Buch mit an die Wanne. Auch kannst Du in der Zeit einen Film ansehen oder Musik hören.

HAUTJUCKEN

Es kann sein, dass Deine Haut nach oder auch schon während des Badens anfängt zu jucken. Dies kann ein Zeichen der Entgiftung sein und ist im Zusammenhang mit einem Basenbad daher als positiv zu bewerten. Die Haut beginnt, Gifte und Säuren auszuscheiden, was sich in Form von Jucken als Symptom zeigt. Bitte nicht mit konventionellen Cremes versuchen, diesen Vorgang der natürlichen Ausscheidung einzudämmen. Nach einigen Basenbädern wird sich der Juckreiz geben und Du wirst mit einer strafferen und zarten Haut belohnt. Solltest Du vermehrt diesen Juckreiz feststellen, kannst Du Deinen Körper von innen noch extra mit zusätzlichen natürlichen Basenpulvern oder Algen unterstützen. Allerdings solltest Du auch prüfen, ob es sich eventuell bei Deinem Badezusatz um ein Mittel minderer Qualität handelt. Bitte bedenke auch, dass Deine Haut vielleicht sehr lange Zeit an künstliche Produkte gewöhnt ist und sich nun erst an das Fehlen dieser Produkte gewöhnen muss, bis sie ihren natürlichen Zustand wieder erreicht hat und ohne künstliche Produkte der Effekt der Selbstfettung wieder eintritt.

LÜFTUNG

Lass die Badezimmertür einen Spalt auf, damit es während des Badens nicht zu stickig wird. Auch ist eine unverschlossene Tür wichtig, falls Du Kreislaufbeschwerden bekommst und Hilfe benötigst.

MASSAGEN

Durch Bürsten in Ausscheidungsrichtung unterstützt Du die Entgiftung. In regelmäßigen Abständen kannst Du mit einem Waschlappen oder Schwamm Deinen Körper leicht bürsten.

PFLEGEPRODUKTE

Damit die Entsäuerung nicht gehemmt wird, entferne vorher alle Pflegeprodukte von Deinem Körper. Auch solltest Du neben Deinem

Basensalz keine künstlichen Zusätze ins Wasser geben. Fehlt Dir ein angenehmer Duft zum Entspannen, stelle eine Aromalampe auf, aber verzichte auf ätherische und synthetische Duftöle im Wasser. In Dein Badewasser gehört bei einem Basenbad ausschließlich Basensalz. Nach dem Baden bitte nicht abduschen, sondern nur leicht mit dem Handtuch abtupfen und auch auf das Eincremen und weitere Pflegeprodukte wie Hautöle, Cremes und Lotions verzichten. Deine Haut wird sich nach dem Bad ganz zart anfühlen und wieder lernen, sich selbst zu fetten, so dass Du bei regelmäßiger Anwendung auf jegliche Cremes verzichten kannst. Mit herkömmlichen Cremes würdest Du den Entgiftungsprozess wieder unterdrücken.

REMINERALISIERUNG

Besonders beim Entgiften und nach einem Basenbad ist es wichtig, ausreichend zusätzliche Mineralien zuzuführen, die Deinen Körper ausreichend in seiner Arbeit unterstützen.

RUHEPAUSE

Nach dem Bad gönne Dir eine Ruhepause und trinke genügend stilles Wasser.

WASSERTEMPERATUR

Achte darauf, dass Du Dein Wasser nicht zu heiß einlässt, die ideale Temperatur für ein Basenbad liegt zwischen 35 und 38 Grad. Du kannst immer wieder warmes Wasser nachlaufen lassen, wenn sich das Wasser abkühlt. Vergiss nicht, auch Basensalz wieder aufzufüllen.

Basische Körperpflege

Wenn Du Deine herkömmlichen industriellen Produkte für die Körperpflege reduzierst, kannst Du schon eine Menge an chemischen Stoffen vermeiden, die Deinen Körper täglich belasten. Nutze zum Beispiel gesunde Öle und Fett wie Kokosöl und Sheabutter für Deine Haut. Die Hautpflege unserer Großeltern bestand zum Beispiel häufig aus basischer Kernseife mit ihrer reizlindernden Wirkung. Heutige Körperprodukte mit einem sauren pH-Wert können die natürliche Atmung der Haut unterdrücken und tragen durch ihre giftigen Inhaltsstoffe zu noch mehr Belastungen in unserem Körper bei. Wir sehen uns heutzutage also nicht nur einer Säureflut von innen, durch zu viel Nikotin, Fast Food, Zucker, Alkohol und Fleisch konfrontiert, sondern ebenfalls noch einer Säureflut und Giften von außen. Die Folge: Unser Körper kann Säuren nicht einmal mehr über die Haut ausscheiden. Im Gegensatz zu den Pflegemitteln mit künstlichen Zusatzstoffen, regt eine basische Körperpflege den Körper an, die eingelagerten Säuren und Schlacken aus dem überwiegend sauren Milieu der Zellen zu lösen und in die basische Umgebung abzugeben. Auf diese Weise hilft eine basische Hautpflege dem Körper effektiv bei seiner Entsäuerung. Eine naturbelassene, basische Körperpflege mit leicht basischen Werten (pH 7,4) ist sehr viel geeigneter für die tägliche Hautpflege, da dieser pH-Wert die Haut nicht austrocknet. Die Haut wird sehr weich und eine natürliche Rückfettung kann wieder eintreten. Diesen Unterschied kannst Du sofort nach einem basischen Bad feststellen.

Wenn Du Dir alternative Produkte kaufen möchtest, so gibt es von der Firma Peter Jentschura zum Beispiel einige Alternativen. Ebenfalls bietet die Firma „Grünes Gold" basische Naturkosmetik an. Du wirst im Bio-Laden eine gute Auswahl an Biokosmetik finden. Achte jedoch auf zertifizierte Bio-Produkte, denn der Begriff Naturkosmetik ist sehr weit dehnbar und keine Garantie für gesunde Inhaltsstoffe.

GESUNDE UND EINFACHE ALTERNATIVEN FÜR ZU HAUSE
Deo: Etwas Natron (1 TL) mit ½ l Wasser vermischen, in eine kleine Sprühdose abfüllen.
Gesichtspflege: Sheabutter (100 %)
Körperpflege: Kokosöl (auf die noch feuchte Haut auftragen)
Duschgel: Kernseife, BasenSchauer (Jentschura)

Basenmantel

Um tagsüber Deinen Körper bei der Entgiftung zu unterstützen, mischst Du etwas Wasser mit Kaiser Natron oder Basensalz (Drogeriemarkt, Reformhaus) und gibst dieses nach dem Duschen über den Körper, ohne Dich abzutrocknen. Anstatt herkömmlichen Duschgels kannst Du auch einfach Kernseife (ohne Zusätze) nutzen oder ein Peeling mit Basensalz machen. Dein Körper ist so tagsüber von einem basischen Mantel umgeben und unterstützt die Entgiftungsfunktion der Haut.

Basische Strümpfe und Wickel

Neben Basenbädern kannst Du speziell bei schweren Beinen und Wasseransammlungen auch basische Strümpfe und Wickel (breite Baumwollbandagen) anwenden, die Du über Nacht tragen kannst. Die Methode ist einfach und effektiv: 1 Teelöffel Basensalz oder Natron in ca. 1 Liter heißes Wasser auflösen, Innenstrümpfe/Wickel hineinlegen, Strümpfe/Wickel auswringen, die feuchten Innenstrümpfe anziehen und trockene Außenstrümpfe darüberziehen.

Bei kalten Füßen einfach eine Wärmflasche dazunehmen. Innenstrümpfe/Wickel nach jeder Anwendung waschen. Wickel kannst Du auch für die Oberschenkel oder um den Bauch als Leberwickel verwenden.

TIPP
Sehr viele Schweißdrüsen befinden sich auch unter unseren Füßen, weswegen unser Körper auch besonders über die Fußsohlen entgiftet.

Dies kannst Du hervorragend nutzen und zum Beispiel sogenannte Entgiftungspads zum Entschlacken unter Deine Füße kleben. Hierbei handelt es sich u.a. um Pads aus Mandarinen-Baumessig oder andere natürliche Inhaltsstoffe, welche Gifte aus dem Körper ziehen und reinigend wirken sollen. Die Pads kannst Du als Kur bequem über Nacht anwenden. Die Pads erhältst Du übers Internet.

FAZIT BASISCHE ANWENDUNGEN UND KÖRPERPFLEGE
Körperpflege war lange vor unserer Zeit basisch und bereits die Römer, Perser und Ägypter nutzten basische Grundkomponenten für ihre Körperpflege. Anstatt die Entgiftung durch industrielle Produkte zu hemmen, kannst Du jeden Tag die Entgiftung bequem durch basische Anwendungen und Körperpflege unterstützen.

Endermologie

Das Verfahren der Endermologie, auch Lipomassage genannt, wird eingesetzt, um Deinen Stoffwechsel zu aktivieren, Schlacken und Wasseransammlungen abzutransportieren. Ich kann Dir das Verfahren in Instituten zur Reduzierung von Reiterhosen und Cellulite und Hautstraffung sehr empfehlen. Die Endermologie hat ihren Ursprung in der Narbenbehandlung und erst später kam der ästhetische Ansatz hinzu. Es handelt sich dabei um eine 100 % natürliche Behandlungsmethode, deren Wirksamkeit in klinischen Studien nachgewiesen wurde (Aesthetic Plast Surg. 1998 Mar-Apr;22(2):145-53/PubMed).

Die Behandlung dauert ca. 40 Minute und mit Hilfe eines Spezialgeräts werden durch Unterdruckmassage die Fettzellen behandelt. Mit einer mechanischen Rollen-Massagetechnik die Hautdurchblutung sowie die Kollagen- und Elastinproduktion angeregt. Die Haut wird mit einem Vakuum angezogen und gleichzeitig durch zwei Massagerollen massiert. Eine Hautfalte wird erfasst und erst ein- und wieder ausgerollt. Je nach Anwendung wird die Behandlung individuell mehr an der Oberfläche zur Hautstraffung oder bis zu tieferliegenden Fettdepots zur Reduzierung von Problemzonen durchgeführt. Faltige Haut wird geglättet und Fettablagerungen können abgebaut werden. Die Lipomassage ist jedoch nicht nur bei Problemzonen von Vorteil, sondern auch bei einem altersbedingten Elastizitätsverlust.

Je nach Ausgangslage von Problemzone sind ca. zehn Sitzungen 1- bis 2-mal wöchentlich einzuplanen. Die Behandlung ist absolut schmerzfrei und wie eine kräftige Massage.

Die Lipomassage bietet sich übrigens nicht nur bei Frauen an, sondern auch bei Männern, die um Taille, Bauch mit Fettpölsterchen zu kämpfen haben oder aber auch mit einem Brustansatz.

Energiebürstungen

Die Haut ist unser größtes Ausscheidungsorgan, über das wir viele Säuren und Gifte ausleiten können. Besonders effektiv ist das Bürsten unserer Haut mit einer sogenannten Klosterbürste, welche eine besondere Kupferlegierung der Borsten aufweist. Hierdurch wird eine besondere Revitalisierung der gebürsteten Bereiche erreicht. Die Klosterbürste wurde ursprunglich von Mönchen entwickelt, daher der Name. Auch wird diese Form von Bürste häufig Energiebürste genannt. Die Trockenbürstung ist zwar meistens bekannt, wird aber nie durchgeführt. Leider. Denn durch das Bürsten können sich die Poren Deiner Haut optimal öffnen, wodurch die Durchblutung Deiner Haut wieder angeregt werden kann. Die Haut wird wieder weich und geschmeidig.

Wie bürstest Du richtig?

Du bürstest immer in Ausscheidungsrichtung. Von den Knien einmal nach unten zu den Füßen und von den Knien zusätzlich über die Oberschenkel in Richtung Rumpf. Von der Armbeuge zu den Händen und von der Armbeuge zu den Achseln. Für den Bauch- und Brustbereich sind kreisförmige Bewegungen zu empfehlen. In einem basischen Bad kannst Du diese Technik ebenfalls nutzen, um die Ausscheidung zu erhöhen. Alle zehn Minuten kannst Du durch Bürstungen beim Baden Deinen Körper bei der Entgiftung unterstützen. Hierzu empfehle ich Dir auch die Broschüre „Bürsten in Ausscheidungsrichtung" von Jentschura.

Durch Bürstungen ist auch besonders die Aktivierung des Lymphsystems hervorzuheben. Ist das Lymphsystem gestört, können Schlacken und Stoffwechselreste nicht mehr ausreichend abtransportiert werden. Dein Lymphsystem ist auf eine Aktivierung aus Bewegung und Massagen angewiesen, da es über keinen eigenen Muskel verfügt. Du kannst idealerweise vor jedem Duschen oder Baden Deinen Körper bürsten.

Verletzte Hautbereiche solltest Du aussparen und auch für Dein Gesicht solltest Du eine spezielle Gesichtsbürste verwenden.

Infrarotbehandlungen

Was machst Du, wenn Du krank bist? Du machst Dir eine Wärmflasche und gehst ins Bett. Heiße Wärmflasche, heißes Bad, heißer Tee – wir machen uns die Wärme zunutze. Hier greift Infrarotwärme, die unterstützend das Immunsystem anregt. Die Strahlen wirken schmerzlindernd und regen unseren Stoffwechsel an. Infrarotstrahlen spüren wir als Wärme auf unserer Haut, über 45 Grad lösen sich Verspannungen, Sehnen und Muskeln lockern sich wieder. Auch verbessert sich die Blutzirkulation und unsere Zellen können wieder besser mit Nährstoffen versorgt werden. Studien belegen Verbesserungen bei Kreuzschmerzen, Arthritis und Beschwerden im Hüftgelenk durch Infrarotbehandlungen (Expertise Center Health/Pubmed; 2009). Wie sieht das genau aus? Besonders unsere Problemzonen sind schlecht durchblutet und deshalb oftmals kalt. Hier hilft die Behandlung mit Infrarotstrahlung, da diese unsere Problemzonen gezielt auf ca. 40 °C erwärmt. Was passiert? Die Blutzirkulation genau an den Problemzonen wird verstärkt und unser Stoffwechsel angekurbelt. Die verbesserte Durchblutung kann damit immense positive Auswirkungen auf Deinen Körper haben. Die starke Durchblutung regt die Entgiftung an, was bedeutet, dass Schadstoffe wieder besser abtransportiert und Fettpölsterchen gezielt abgebaut werden können. Die Haut kann durch diese Behandlung gestrafft und Cellulite gemindert werden.

Laut eines medizinischen Berichts des amerikanischen Arztes Dr. Aaron Flickstein lassen sich folgende Auswirkungen von Infrarotbehandlungen zusammenfassen:

- Unsere Blutgefäße werden laut Dr. Flickstein erweitert, Blockierungen und Ablagerungen damit aufgehoben, die u.a. für das Sterben unserer Zellen verantwortlich sein können.
- Im Gegensatz zu normaler Saunawärme, die kein Fett verbrennt, geht die Infrarotwärme in die Tiefe und kurbelt die Fettverbrennung an, der Kalorienverbrauch wird angekurbelt.

- Durch die Infrarotbehandlung sollen zusätzlich 2–4 Liter Schweiß ausgeschieden werden, wobei neben Wasser auch ein Teil auf Fett, Cholesterin, Giftstoffe, Schwermetalle und Säuren fallen soll.

Neben Infrarot-Strahlungswärme gibt es auch Wellen, die unser Körper nicht benötigt oder welche ihm schaden können. Hierzu gehören zum Beispiel Mikrowellenstrahlung oder UVC-Strahlen. Diese solltest Du besser meiden. Als neutral gelten zum Beispiel Fernseh- und Radiowellen.

Infrarotbehandlungen kannst Du in ausgewählten Instituten durchführen oder Dir eine Infrarotdecke für zu Hause anschaffen, somit hast Du Dein eigenes Detoxstudio zu Hause (www.infrarotdecke.de). Diese Decke kostet ca. 200–300 Euro und kann, je nachdem, ob Du diese einmalig zum Entgiften oder bei chronischen Erkrankungen regelmäßig einsetzt, langfristig die günstigere Variante sein.

VORTEILE EINER INFRAROTBEHANDLUNG

1. Die größere Menge an Schweiß im Vergleich zu einem Saunagang.

2. Durch den enthaltenen Nichtwasserkomponentenanteil ein größeres Entgiftungspotenzial.

3. Möglicher positiver Einfluss u.a. auf die Muskulatur, Muskelverspannungen, Rheuma und Schleimbeutelentzündungen.

ZU BEACHTEN IST BEI DER DURCHFÜHRUNG FOLGENDES:

- Vor der Behandlung aller Krankheiten einen Arzt konsultieren.
- Die Kabine / Decke 5–10 Minuten vorheizen.
- Eine warme Dusche vor der Behandlung kann zu einer höheren Schweißbildung führen.
- Die empfehlenswerte Temperatur liegt bei 55 °C.
- Nach der Behandlung ca. 15 Minuten entspannen und danach lauwarm duschen.
- Vor und nach den Wärmebehandlungen regelmäßig stilles, mineralarmes Wasser trinken.
- Zusätzliche pflanzliche Mineralstoffe tragen zum Ausgleich eines Mineralstoffverlusts bei.
- Die Dauer einer Behandlung kann von 20 Minuten zu Beginn auf 30 Minuten ausgedehnt werden.
- Die Infrarotbehandlungen sollten nicht benutzt werden von Personen mit Nierenstörungen, hohem Blutdruck, Infektionen oder mit Implantaten. Auch bei Schwangerschaft sollte eine Behandlung nicht durchgeführt werden.

Letztendlich unterstützt grundsätzlich eine erhöhte Körpertemperatur die Ausscheidung von Schlacken aus Deinem Körper, was Du zwar nicht in dieser speziellen Form, aber ebenfalls durch Bewegung, basische Bäder, Sauna und Dampfbad unterstützen kannst.

Lymphdrainage

Häufige Begleiterscheinung bei zu vielen Säuren können Wasseransammlungen sein. Der Körper hält Wasser zurück, um Säuren zu verdünnen, was auch die Ausprägung einer Cellulite noch verstärken kann. Nachdem die Lymphe aktiviert ist und die Lymphwege befreit sind, wird der Abtransport von Wasser wieder ermöglicht. Auch Schlackenstoffe können wieder besser abtransportiert und somit einer der Ursache von Cellulite entgegengewirkt werden. Sowohl ungesunde Ernährung als auch zu wenig Bewegung können zu einer Verstopfung der Transportwege führen. Durch eine Lymphdrainage wird nicht nur der Abtransport wieder in Fluss gebracht, sondern auch der Transport von Nährstoffen zu den Organen kann wieder problemlos ablaufen.

! *Vielen Menschen ist die Bedeutung des Lymphsystems nicht bewusst, obwohl es unseren gesamten Körper durchzieht und ein wesentlicher Bestandteil unseres Immunsystems ist.*

Besonders, wenn Du lange sitzt oder stehst, stagniert das Lymphsystem und Schadstoffe bzw. Stoffwechselrückstände können nicht mehr richtig abtransportiert werden. Es kommt zu schweren Beinen und zu einem Engpass bei der Versorgung unserer Zellen.

Durch eine Lymphdrainage kannst Du nicht nur wieder Dein Lymphsystem anregen, sondern auch alle damit verbunden Körperfunktionen.

Ein funktionierendes Lymphsystem kann somit auf mehrfache Weise wirken. Hierzu gehört die Stärkung Deines Immunsystems, Stressreduktion, Reduktion von Cellulite, Anregung Deines Stoffwechsels und Förderung des Entgiftungsprozesses.

Lymphdrainagen, kannst Du zum Beispiel in Massagepraxen durchführen lassen. Diese werden entweder manuell durchgeführt oder aber auch mechanisch. Hierbei wird das Gewebe mit sanftem Druck massiert und damit auch die Lymphen aktiviert. Der Unterschied zu einer klassischen Massage liegt in der Drucktechnik, die nur sehr leicht ist, und den speziellen Handgriffen zur Aktivierung und Ausstreichung in die gleiche Richtung.

Lymphdrainagen werden sowohl von Massagepraxen als auch von Physiotherapeuten und Kosmetikinstituten angeboten. Die Dauer beträgt ungefähr 45 Minuten und wird bis zu 10-mal für eine Besserung des Hautbilds empfohlen, abhängig von dem Grad der Cellulite. Eine Lymphdrainage wird auch manchmal von den Krankenkassen übernommen, wenn diese zur Behandlung von Lymphödemen eingesetzt wird.

WAS KANNST DU SELBST TUN, UM DEIN LYMPHSYSTEM ZU AKTIVIEREN?

- Eine gute Möglichkeit, das Lymphsystem anzuregen, ist, die Muskeln des Halses zu beanspruchen, was die Lymphe aktiviert. So einfach es klingt, Lachen und Singen beansprucht diese Muskulatur und regt somit das Lymphsystem an.

- Der Lymphfluss wird weiterhin aktiviert, wenn wir unsere Bauchmuskulatur anstrengen müssen. Auch hier greift wieder das Lachen. Herzhaftes Lachen aus dem Bauch führt zu einer Auf-und-Abbewegung des Zwerchfells. Dies führt zu einem Unterdruck im größten Lymphgefäß unseres Körpers. Die Folge, die Lymphe wird schneller durch unseren Körper bewegt.

- Zusätzlich hilft natürlich gezieltes Training der Bauchmuskeln oder auch gewöhnliche Arbeiten im Haushalt, wie zum Beispiel Arbeit im Garten, die unsere Bauchmuskeln bewegt.

- Eine weitere gewöhnliche Maßnahme zur Aktivierung der Lymphe, aber letztendlich das A und O, ist grundsätzlich Bewegung. Ob nun Treppenlaufen oder zusätzliche gezielte Sporteinheiten. Sogar einfaches Hüpfen bringt die Lymphe in Schwung. Die beste Übung hierfür? Rebounding! Auf Deutsch: Trampolinspringen!

- Unser Körper enthält doppelt so viel Lymphe wie Blut. Je flüssiger sie ist, desto besser fließt sie. Trinke daher immer ausreichend stilles, mineralarmes Wasser. Dies ist auch Voraussetzung, damit alle andere Maßnahmen überhaupt greifen können.

Schröpfen / Cupping Massage

Nach dem Duschen oder Sport kannst Du zusätzlich die Durchblutung Deines Körpers durch die Schröpfkopfmassage (auch Vakuum-Massage genannt) durchführen. Du setzt Saugglocken auf Deine ölige Haut, wodurch ein Unterdruck erzielt wird. Durch den erzeugten Unterdruck hebt sich nun die Oberhaut von den tiefer gelegenen Schichten ab. Es wird die Durchblutung des Gewebes angeregt und der Lymphstrom aktiviert. Schröpfen ist allerdings nichts für Warmduscher, denn es kann relativ schmerzhaft sein und an den behandelten Stellen können sich Blutergüsse bilden. Du kannst damit Po, Oberschenkel oder Bauch behandelt. Mit unterschiedlich starkem Unterdruck werden die Problemzonen mit den Schröpfgläsern massiert und die Durchblutung stark angeregt.

Wichtig ist, dass Ödeme, Krampfadern, Narben oder Muttermale bei der Behandlung ausgespart werden. Auch sollte bei der Einnahme von Medikamenten auf eine Behandlung verzichtet werden oder bei akuten Infekten sowie bei Diabetikern und Schwangeren.

Wie funktioniert das Schröpfen?

Für das Schröpfen gibt es verschiedene Techniken. Du kannst linear zum Beispiel von den Knien zum Po schröpfen und wieder beim Knie beginnen. Ebenso kannst Du in kreisenden Bewegungen von unten nach oben schröpfen. Aussparen solltest Du die Kniekehlen und die Leisten. Du kannst die Gläser aber auch an einem bestimmten Punkt stehen lassen.

Bevor Du selbst anfängst zu schröpfen, solltest Du Dir dazu Fachbücher durchlesen oder dies professionell bei einem Heilpraktiker, Masseur oder in einem Kosmetikstudio durchführen lassen. Eine genaue und gründliche Recherche lohnt sich auf jeden Fall und das Schröpfen wird Dir ganz leicht von der Hand gehen. Schröpfgläser kannst Du Dir in verschiedenen Varianten übers Internet bestellen. Als Öl kannst Du Sonnenblumenöl, Arganöl oder Dein Lieblingsöl nutzen. Du solltest allerdings sehr großzügig damit sein, damit Du die Gläser gut über Deine Haut schieben kannst. Wichtig ist auch bei dieser Behandlung, dass Du am Ball bleibst, dann wirst Du nach einigen Wochen möglicherweise bereits Veränderungen bemerken können. Durch die bessere Durchblutung wirst Du auch feststellen können, dass die verschlackten Partien nach einiger Zeit nicht mehr kalt, sondern gut durchblutet sein werden. Dein Gewebe wird entwässert und kann wieder besser mit Nährstoffen versorgt werden. Vielleicht denkst Du Dir, dass Du ja schon regelmäßig peelst und Deine Haut massierst. Wenn Du das Schröpfen aber einmal probiert hast, wirst Du allerdings sehen, dass der Durchblutungseffekt des Schröpfens damit nicht vergleichbar ist. Schröpfen wird übrigens nicht nur gegen Cellulite und Reiterhosen eingesetzt, sondern auch bei Verspannungen oder sogar bei der Faltenbehandlung.

Bei Cellulite wird häufig für zu Hause folgende Vorgehensweise des Schröpfens empfohlen:

- Ein Massageöl Deiner Wahl auf die Haut auftragen (Hinweise des Geräteherstellers beachten).
- Du drückst den Zylinder zusammen, drückst die Saugglocke auf Deine Haut und lässt den Zylinder wieder los.
- Nun folgen gleichmäßige Streichbewegungen.
- Es gibt auch spezielle Geräte hierfür, mit denen die Behandlung per Knopfdruck durchgeführt werden kann.
- Das Schröpfen kann nebenbei zum Beispiel beim Fernsehen durchgeführt werden und ist eine einfache und effektive Anwendung.
- Welche Schröpfgläser gibt es?
  Es gibt Schröpfgläser aus Glas und aus Kunststoff. Für zu Hause empfehle ich Dir Gläser aus Acrylglas mit Absaugvorrichtung. Diese sind leicht zu handhaben und die Wirkung trotz kostengünstiger Variante effektiv.

TIPPS FÜR DIE SCHRÖPFANWENDUNG

- Beginne mit leichtem Unterdruck und bearbeite maximal zwei Partien am Tag.

- Verwende genügend Öl, damit das Glas leicht über die Haut gleiten kann. Es reicht hier ein einfaches Öl.

- Niemals Kinder unter 8 Jahren schröpfen und auch bei älteren Menschen ist ganz besondere Vorsicht wichtig.

TENS-Geräte

TENS steht für Transkutane Elektrische Nervenstimulation (TENS) und ist eine geprüfte Heiltherapie, die Du zu Hause anwenden kannst. Mit diesem kleinen Gerät werden elektrische Impulse über die Haut an die Nerven gegeben und stimulieren diese. Somit können Nackenschmerzen, Kopfschmerzen, Tennisarm, Neuralgien, Arthrose, Rheuma, Kreuz- und Rückenschmerzen gelindert werden. Durch die Anregung der Durchblutung wird auch der Fettabbau begünstigt und Schlacken können besser abtransportiert werden. Du befestigst selbstklebende Elektroden auf der Haut Deiner Problemzonen und stellst nach Bedarf das für Dich passende Programm ein. TENS zählt zur der Naturheilkunde und wird von Krankenkassen anerkannt. Hierbei sei gesagt, dass dies kein Wundergerät ist, aber zusammen mit einer basenreichen Ernährung und Bewegung durchaus unterstützend wirken kann.

Nun hast Du sowohl einige Tipps zur Nährstofferhöhung als auch für unterstützende Körperbehandlungen zur Problemzonenreduzierung erhalten. Hier gibt es nochmal eine kleine Zusammenfassung und eine Starthilfe, damit Du weißt, wie Du dies in der Praxis umsetzen kannst.

Zusammenfassung Figurtuning mit basenreicher Ernährung und Körperbehandlungen

Was unterstützt den Abbau von Problemzonen und den Abbau von Cellulite?

- Eine erhöhte Zufuhr von Mineralien durch sehr nährstoffhaltige Lebensmittel (z.B. Wildkräuter) und unterstützend Gerstengras oder Pflanzengranulat sowie eine gleichzeitige Reduzierung säurebildender Nahrungsmittel. Säuren werden gepuffert und unsere Ausscheidungsorgane in ihrer Funktion unterstützt.

- Entgiftende äußerliche Wärmeanwendungen wie basische Bäder, Infrarotbehandlungen, Sauna, Wickel sowie Bewegung, bei der Du durch angenehmes Schwitzen Säuren ausscheidest.

- Unterstützende innerliche Ausscheidungsmaßnahmen durch stilles Wasser, basische Tees, Zeolith oder Algen, die innerlich Gifte und Säuren binden und ausscheiden.

- Durchblutungsanregung durch Spezialbürsten, Schröpfen, Lymphdrainagen, TENS, Rollenmassage.

! *Mit diesen Maßnahmen legst Du den Grundstein für einen Ausgleich von Säuren und Basen und somit auch eines schönen Hautbilds.*

Fazit Figurtuning

Die Kombination aus basenreicher Ernährung, zusätzlichen pflanzlichen Nährstoffen, regelmäßiger Bewegung und unterstützender Maßnahmen der Entschlackung durch basische Anwendungen bzw. Körperbehandlungen kann einen enormen Abnehmerfolg und Reduzierung der Problemzonen bringen.

WIE GEHT'S LOS?

Hier ist grundsätzlich zu unterscheiden, wie Deine Ausgangslage ist. Wenn Du Dich bereits basenreich ernährst (viel Gemüse und Obst, kein Getreide, kein weißer Zucker, keine Fertiggerichte, kaum tierische Produkte, keine Softgetränke, keine Zigaretten, kein Alkohol, Wasser, basische Tees), Sport treibst (regelmäßig 2-mal pro Woche, viel tägliche Bewegung im Alltag) und trotzdem noch mit Problemzonen zu tun hast, empfiehlt es sich oftmals, den Anteil an Vitalstoffen in Form von Pflanzengranulaten zu erhöhen und mit der Einnahme von zum Beispiel Algen unterstützend zu beginnen. Gleichzeitig kann begleitend einmal pro Woche ein Basenbad genommen werden, um über die Haut möglichst viele Schlacken auszuleiten. Die Säuren, die sich in Deinem Bindegewebe angesammelt haben, können in das basische Wasser abgegeben werden. Die basischen Bäder können nach Belieben gesteigert werden. Sicherlich kennst Du aus Instituten und Hotels die typischen Algenpackungen. Auch diese machen sich das Osmoseprinzip zunutze und daher kannst auch Du zu Hause Deine Problemzonen gezielt mit basischen Wickeln für 1–2 Stunden gezielt selbst behandeln. Auch bei der Körperpflege kannst Du zusätzlich unterstützend Maßnahmen ergreifen, indem Du von konventionellen Körperpflegeprodukten auf basische Körperpflege umstellst. In einem Institut ist es möglich, zusätzlich die vorgestellten Maßnahmen wie Lipomassage oder Infrarotbehandlungen durchzuführen, um Problemzonen professionell und damit auch noch effektiver zu reduzieren. Dort wirst Du individuell beraten und die Anwendungen werden speziell an Dich angepasst.

Hast Du Dich bisher kaum basenreich ernährt (belegte Brote, Kuchen, Pasta, Pizza, tierische Produkte, Kaffee, Süßigkeiten, Softdrinks), kein Sport gemacht und ausschließlich industrielle Pflegeprodukte benutzt, ist die Umstellung zu Beginn etwas größer.

Hier tust Du Dir und Deinem Körper bereits einen großen Gefallen, wenn Du zum Beispiel zunächst Deine Pflegeprodukte umstellst. So unterstützt Du ganz einfach tagsüber Deinen Körper bereits bei der Entgiftung und belastest ihn nicht zusätzlich mit weiteren Giften. In Bioläden findest Du gute Alternativen oder Du bedienst Dich in Deiner Küche und nutzt als Körperpflege Kokosöl, Sesamöl, nutzt zusätzlich zum Beispiel Sheabutter und stellst Dir aus Natron Dein eigenes Deo zusammen. Für die Haare kannst Du Lavaerde nutzen oder sogar Roggenmehl über Nacht in Wasser eingeweicht als Shampoo nutzen. Aus Hagebutten, Zitronensaft und Essig mit Wasser gemischt lassen sich Haarspülungen herstellen, aus Honig und Wasser sogar Haarfestiger. Kurkuma und Kokosöl können als Zahnpasta genutzt werden und machen weiße Zähne. Dies ist für Dich vielleicht alles sehr ungewohnt, aber auch hier kannst Du Dich langsam rantasten.

Hast Du bisher kein Sport gemacht, wirst Du vielleicht schnell wieder demotiviert sein, wenn Du Dir vornimmst, ab sofort jeden Tag eine Stunde Sport zu machen. Beginne damit, die Treppen zu laufen, eine Bushaltestelle früher auszusteigen, keine Rolltreppen mehr zu nehmen und fange mit 30 Minuten Laufen, Fahrradfahren oder Kraftsport an und mache dies lieber regelmäßig, anstatt nach drei Wochen exzessiven Sporteinheiten die Lust zu verlieren. Wir belächeln diese kleinen Maßnahmen viel zu oft, aber wenn Du Dir mal einen Schrittzähler zulegst, wirst Du den Unterschied sehen und nach einigen Wochen auch spüren. Suche Dir auf YouTube Videos, die Dir gefallen, mit einer Länge von 5–10 Minuten Armtraining, Intervallübungen, Ganzkörpertraining oder was Dir gefällt. 5–10 Minuten finden sich immer, dafür Ausreden zu finden ist schwierig und es ist schnell gemacht und danach fühlst Du Dich gut und wirst Dich von Tag zu Tag motivierter fühlen. Hauptsache anfangen. Nach einigen Wochen kannst Du zusätzliche Sportarten einführen, Dein Pensum verlängern und das Training stetig verbessern. Vergiss nicht, bereits durch mehr Bewegung an der frischen Luft unterstützt Du den Entsäuerungsprozess. Du baust Stress ab und atmest tiefer. Dadurch atmest Du automatisch mehr Säuren in Form von Kohlendioxid ab. Sport sollte Dir als Ausgleich dienen, um Stress abzubauen, Deinen Stoffwechsel anzuregen, Muskeln aufzubauen und die Entschlackung des Bindegewebes anzuregen. Übertriebenes Training dagegen überfordert unsere Muskeln und durch Überanstrengung wird in der Muskulatur durch fehlenden Sauerstoff ein Übermaß an Säuren gebildet, z.B. Milchsäure. Sport kann also auch kontraproduktiv sein.

Deine Ernährung kannst Du ebenfalls schrittweise umstellen. Führe nach und nach mehr Gemüse und Obst ein, reduziere nach und nach die großen Säurebildner:

1. Getreide
2. Weißen Zucker
3. Fertiggerichte

Trinke 1–2 Liter stilles, mineralarmes Wasser und 1–3 Tassen basischen Tee. Reduziere ebenso nach einer Anfangsphase die tierischen Produkte. Alleine durch die Umstellung auf natürliche Produkte und den schrittweisen Verzicht (80/20) auf Säurebildner wird sich Dein Hautbild positiv verändern. Langsam, dafür aber langfristig kann sich Dein Hautbild erholen und Deine Figur sich von unnötigen Giften und Schlacken befreien. Zusätzliche basische Maßnahmen wie Basenbäder sollten letztendlich nicht fehlen und ebenfalls – nach und nach – eingeführt werden.

Somit wird langsam eine gesunde Lebensweise integriert. Durch eine basenreiche Ernährung werden die notwendigen Nährstoffe geliefert, um die Körperfunktionen aufrechtzuerhalten und die Zellen wieder zu regenerieren. Bewegung strafft Dein Bindegewebe, kräftigt Deine Muskulatur, versorgt Dich mit viel Sauerstoff und wirkt durch eine tiefe Atmung der Übersäuerung entgegen. Basische Anwendungen befreien das Bindegewebe und unterstützen die Ausleitung von Säuren und Giften. Achte darauf, nach und nach möglichst viele grüne Lebensmittel, Kräuter und Wildpflanzen (Löwenzahn, Brennnessel, Giersch) in Deinen Alltag einzubauen (zum Beispiel in Suppen oder Smoothies).

Das klingt vielleicht alles sehr neu für Dich, aber wenn Dich Dein bisheriger Weg, Deine bisherige Ernährung nicht zu Deiner gewünschten Figur oder Deinem Wohlfühlzustand gebracht hat, wird dies in Zukunft wahrscheinlich auch so bleiben und nur eine Änderung Deiner ungesunden Gewohnheiten kann eine Änderung Deiner Figur begünstigen.

Abschließend sei gesagt, dass es in der heutigen modernen Zeit das Übermaß an Säuren und Giften ist, das unseren Körper und damit auch unsere Gemütslage belastet und sich äußerlich in Problemzonen, Übergewicht, Haarverlust und anderen Problemen zeigt. Vor einigen Jahrzehnten gab es sehr säurebildende Speisen nur als Ausnahme und unser Körper konnte diese ausreichend abbauen. Heutzutage gibt es überwiegend Säurebildner in unserer Ernährung, sehr viele zusätzliche Gifte in unseren Nahrungsmitteln und Kosmetika, aber kaum unterstützende Maßnahmen, dieses Übermaß auszuleiten.

SCHLUSSFAZIT

Der Entsorgungsengpass von zu vielen Säuren und die damit verbundene Einlagerung der Neutralsalze sowie der Verbrauch an zusätzlichen Mineralien sind das eigentliche Problem, nicht die Säuren an sich.

! *Durch eine Erhöhung unserer Mineralstoffe und die unterstützende Ausleitung durch basische Anwendungen kannst Du hier gezielt gegenwirken. Dies ist der schnellste Weg, Säuren und Schlacken an Problemzonen direkt loszuwerden. Wird dieser Bestandteil integriert, werden Erfolge schnell sichtbar und Umstellungssymptome treten kaum auf.*

Übersicht

AUSGANGSLAGE	Überwiegend industrielle Nahrungsmittel, Getreide, Zucker, tierische Produkte, keine Bewegung
MASSNAHMEN IN DER ERNÄHRUNG	Schrittweise Umstellung der Ernährung: Nach und nach Reduzierung der starken Säurebildner: • Weizenprodukte • Weißer Zucker • Fertigprodukte, Kaffee, Softgetränke • Tierische Produkte
UNTERSTÜTZENDE ANWENDUNGEN	Einführung natürlicher Körperpflege, regelmäßige Bewegung, Trockenbürsten • Kernseife anstatt Duschlotion oder basische Pflegeprodukte (z.B. BasenSchauer von Jentschura; Grünes Gold Produkte) • z.B. Deo aus Natron und Kokosöl, Basenmantel

Danach wie folgt

AUSGANGSLAGE	Gesunde basenreiche Ernährung, regelmäßige Bewegung
MASSNAHMEN IN DER ERNÄHRUNG	Zusätzliche pflanzliche Nahrungsergänzungsmittel NEM zum Lösen und Binden: Pflanzengranulat, Gerstengras, Spirulina NEM zum Ausleiten: Zeolith, Chlorella NEM Hautbild: Siliziumgel, OPC (Traubenkernextrakt) Grundsätzlich ist es empfehlenswert, regelmäßig Wildkräuter, Heilpflanzen oder Gewürze in Deine Speisen zu integrieren in Form von: z.B. Löwenzahn, Giersch, Koriander, Brennnessel, Mariendistel oder Knoblauch. Diese Kräuter enthalten einerseits wertvolle Nährstoffe, die Deine Körperfunktionen unterstützen und andererseits Deine Entgiftungsorgane entlasten.
UNTERSTÜTZENDE ANWENDUNGEN	Zusätzliche Entgiftungsmaßnahmen durch basische Körperpflege und basische Anwendungen • @Home: Basenbad, Infrarotbehandlung, Wickel, Schröpfen, TENS • Im Institut: Bandmassage, Endermologie / Lipomassage, Infrarotkabine

ABSCHLIESSEND

Somit hast Du nun einige Maßnahmen in der Hand, um mit einer basenreichen Ernährung und basischen Anwendungen Deine Figur positiv zu beeinflussen. Abschließend kannst Du Dir in Zukunft weitere Tipps im Mitgliederbereich von Basisch Fit holen, wenn Du möchtest. Die Leserinnen und Leser meiner Bücher bekommen über ein Passwort Zugriff auf einen geschützten Bereich. Schicke einfach eine E-Mail an info@basischfit.de mit dem Betreff „Basisch Fit Members" und Du bekommst Dein Passwort zugeschickt. Viele zusätzliche Informationen bekommst Du auch auf meiner Facebookseite unter www.facebook.com/basischfit.

! *Ich wünsche Dir weiterhin viel Freude mit der basenreichen Ernährung.*

Alle Liebe,

Imke

ANHANG

LITERATUR & MEHR

Literatur

LITERATURVERZEICHNIS

Achenbach, R.K.: Die gesunde Haut.TRIAS Stuttgart 1996

Bircher, Ralph: Leben und Lebenswerk. Bircher-Benners, Zürich 1989

Calatin, Anne: Zeitkrankheiten Nahrungsmittel-Allergien – Umweltfaktoren und falsche Ernährung. Wilhelm Heyne Verlag, München 1988

Campobasso, Andreas: Stopp! Die Umkehr des Alterungsprozesses. Goldmann Verlag. München 2008

Hänsel, Rudolf; Schulz, Volker: Rationale Phytotherapie: Ratgeber für die ärztliche Praxis. Springer Verlag. Heidelberg 1999

Jentschura, Peter; Lohkämper, Joserf: Gesundheit durch Entschlackung. Verlag Peter Jentschura. Münster 1998

Jentschura, Peter; Natürlich besser aussehen, Broschüre 2014

Kanne Brottrunk; Wissenswertes über Original Kanne Brottrunk und Original Kanne Enzym-Fermentgetreide; Broschüre 2014

Ploss, Oliver: Kein Fasten ohne Entgiften. Report Naturheilkunde Nr. 2, 2007

Rilling, Siegfried: Kompendium der Mineralstoffe und Spurenelemente – Ein Leitfaden für die Praxis. Karl F. Haug Verlag. Heidelberg 1993

Rothkranz, Markus: Heile dich selbst. Hans-Nietsch-Verlag. Emmendingen 2012

Sander, Friedrich F.: Der Säure-Basen-Haushalt des menschlichen Organismus. Hippokrates Verlag 1953

Simonsohn, Barbara: Gerstengrassaft Verjüngungselixier und naturgesunder Power-Drink. Windpferd. Oberstdorf 2012

Weber, A.: Basische Körperpflege. Schönheit und Wohlbefinden durch Entsäuerung über die Haut. Steiner Verlag. Nottuln 2012

INTERNETQUELLEN

Teil I Basische Lebensweise im Überblick

Was solltest Du beachten?

9 Dinge, die du über Zusatzstoffe wissen solltest; https://bonsum.de/magazin/9-dinge-die-du-ueber-zusatzstoffe-wissen-solltest; 26.04.2016

Wie Geschmacksverstärker unsere Kinder verwirrt; http://www.nahrungs-experten.de/news/wie-geschmacksverstarker-unsere-kinder-verwirrt/179; 02.03.201643xy

Ernährung, E-Nummern; http://www.verbraucherservice-bayern.de/themen/ernaehrung/enummern/; 12.04.2016

Reinigung von Obst und Gemüse

Obst und Gemüse auf natürliche Weise porentief reinigen; http://www.smarticular.net/obst-und-gemuese-auf-natuerliche-weise-porentief-reinigen/; 03.03.2016

Lagerung von Obst und Gemüse

So lagern Sie Obst und Gemüse richtig; http://blog.lebensmittel.de/2012/02/15/so-lagern-sie-obst-und-gemuse-richtig/; 02.03.2016

Eine basenreiche Ernährung im Überblick

Mittags

Gerstengrassaft; http://www.barbara-simonsohn.de/gerstengras.htm; 20.05.2016

Abends

Entschlacken mit Pflanzenkraft; http://www.richtig-entschlacken.de/pflanzen.html; 27.05.2016

Teil II Rezepte für eine basenreiche Ernährung

Deine Rezepte für eine basenreiche Woche

Tag 1

Frühstück – Erdmandelfrühstück
Erdmandeln als ballaststoffreiche Energiespender; http://www.gesundheitstrends.de/ernaehrung/vitalstoffe/erdmandeln.php; 05.01.2016

Mittags – Hirsenudeln in Auberginen und Zucchini
Hirse; http://gesundpedia.de/Hirse; 27.03.2016

Tag 2

Krebs mit gesunder Ernährung vorbeugen; http://www.nahrungsexperten.de/news/krebserkrankungen-mit-gesunder-ernahrung-vorbeugen/574; 27.05.2016

Tag 3

Mittags
Quinoa – das Gold der Inka; http://www.gesundheitsspiegel.de/quinoa-das-gold-der-inka/, 02.02.2016

Tipp

Wissenswertes um Ihre Gesundheit; Das Lymphsystem – die Müllabfuhr des menschlichen Körpers; http://www.physiomanufaktur.de/content_tipps/tipps_3.html; 06.05.2016

Tag 4

Mittags
Linsen; http://eatsmarter.de/lexikon/warenkunde/linsen; 09.02.2016

Tag 5

Frühstück

Die zehn gesündesten Eigenschaften von Bananen; http://gesund-sein-heute.de/10-gesunde-eigenschaften-von-bananen/; 01.03.2016

Powerfrucht Granatapfel: Das kann der Granatapfel für unsere Gesundheit tun; http://www.elle.de/granatapfel-ist-so-gesund-241112.html; 02.04.2016

Tag 6

Frühstück
Buchweizen; http://glutenfreies.org/buchweizen-glutenfrei/; 05.05.2016

Abends
Gallenprobleme; http://www.sanitudo.com/de/gallenprobleme.html; 27.03.2016

Tag 7

Frühstück
Chia Samen – Gesunde Powersamen; http://www.chia-samen.info/; 08.03.2016
Feigen; http://www.cysticus.de/aktuelles/feigen.htm; 06.02.2016

Mittags
Mangel an Bitterstoffen?; http://www.avogel.de/ernaehrung_gesundheit/ihre-ernaehrung/themenuebersicht/bitterstoffe/mangel-an-bitterstoffen.php; 04.02.2016

Der kleine Hunger zwischendurch

Avocado-Schiffchen

Tägliche Avocado senkt Cholesterin Studie; http://www.aerzteblatt.de/nachrichten/61407; 08.04.2016

Fünf Gründe, warum Avocado gesund ist; http://gesundelebensmittelliste.de/avocado-gesund-ist/; 09.04.2016

Deine Rezepte für eine langfristige basenreiche Ernährung
www.kochtrotz.de, www.chefkoch.de

Brot

Life Changing Bread: weizen- und glutenfrei; http://www.veganblatt.com/life-changing-bread-glutenfreies-brot; 06.03.2016

Brotaufstriche/Dips

Brotaufstriche und Dips; http://www.vegan-sein.de/category/rezepte/brotaufstriche-und-dips; 15.05.2016

Brottrunk

Der Darm; http://www.wissen-gesundheit.de/Praevention-Therapie/Nahrung-Ergaenzung/Brottrunk/Vielfaeltige-Wirkungen/Der-Darm; 05.04.2016

Brottrunk; http://www.darmpilz.net/brottrunk/; 05.04.2016

[Immune modulation with Kanne-Brottrunk to prevent pollinosis: a 1-year observational study with follow-up]; http://www.ncbi.nlm.nih.gov/pubmed/17057388; 02.05.2016

Inhaltsstoffe, Was enthält Kanne Brottrunk® eigentlich genau?; https://www.kanne-brottrunk.de/de/mensch/inhaltsstoffe.php; 09.04.2016

Butter

Better Butter; http://www.mynewroots.org/site/2010/03/better-butter-2/; 12.02.2015

Goldene Milch

Goldene Milch – Energie für Geist und Körper; http://www.veggi.es/goldene-milch/; 05.03.2016

Joghurt

Das große Kochtrotz Joghurt Spezial; http://www.kochtrotz.de/2014/09/23/das-grosse-kochtrotz-joghurt-special-sojafreie-vegane-joghurt-alterantiven/?hc_location=ufi; 12.03.2016

Matcha

Matcha – Wachmacher-Tee aus Japan; http://www.gesundheit.de/ernaehrung/richtig-trinken/tee-und-kaffee/matcha; 02.03.2016

Milch

Wichtige Einflussfaktoren auf gesunde Knochen; http://www.peta.de/osteoporose#.V0g6cXr2Tv8; 27.05.2016

Diese Säurebildner sollten Sie in Ihrer Ernährung reduzieren, um gesünder zu leben; https://www.basenfasten.de/blog/diese-saeurebildner-sollten-sie-in-ihrer-ernaehrung-reduzieren-um-gesuender-zu-leben/; 04.04.2016

Osteoporose-Patienten; http://www.saeure-basen-ratgeber.de/ziel-risikogruppen/uebersaeuerung-osteoporose-patienten/; 08.04.2016

Arzneimittelrückstände in Tieren und tierischen Lebensmitteln – Untersuchungsergebnisse 2007; https://www.lgl.bayern.de/lebensmittel/chemie/arzneimittelrueckstaende/ue_2007_pharmakologisch_wirksame_stoffe.htm; 27.02.2016

Die Wahrheit über Kalzium, Osteoporose und Milchallergien; http://www.milchlos.de/milos_0313.htm; 01.05.2016

Die 10 besten Milch-Alternativen; http://www.dr-platz.de/je-10-alternativen.html; 08.01.2016

Mandelmilch selber machen; https://www.paleo360.de/rezepte/mandelmilch-selber-machen/; 04.02.2016

Proteinalternativen

Sportnahrung für Muskelaufbau und Fettabbau: Alles über Eiweiß und Proteine; http://www.fitness.de/blog/sportnahrung/sportnahrung-fur-muskelaufbau-und-fettabbau-alles-uber-eiweis-und-proteine/; 04.03.2016

Eiweiß, Protein, Aminosäuren – ein Grundkurs für Veggies; http://www.bevegt.de/eiweiss-protein-vegetarier-veganer/; 09.05.2016

Tee

Basischer Tee; http://www.naturideen.de/basischer-tee.html; 06.03.2016

Candida Albicans Pilze Informationen; http://www.7az.de/candida-albicans.html; 08.02.2016

Teil III Figurtuning

Reiterhosen

Unser Körper braucht Mikronährstoffe; http://www.naehrstoff-akademie.com/de/angewandte-ernaehrungsmedizin/warum-brauchen-wir-naehrstoffe.php; 04.05.2016

Das Bindegewebe; http://bindegewebe.org/; 08.03.2016

Entschlackungskuren

Verschlackung; http://www.verlag-jentschura.de/schlackengrafik/schlackengrafik.html; 12.04.2016

Wie entsteht die Verschlackung im Körper, wie wehrt sich der Körper?; http://www.kneipp-meilen.ch/ratgeber/verschlackung.htm; 16.05.2016

Fehler bei Entschlackungskuren

Ausleitungs- und Entgiftungsmittel; http://praxis-dr-bartholomae.de/chlorella-als-ausleitungsmittel-bezugsmoeglichkeit.html; 13.04.2016

Figurtuning mit basenreicher Ernährung

Bärlauch

Bärlauch; http://www.heilkraeuter.de/lexikon/baerlauc.htm; 19.03.2016

Dreiblatt-Kalium-Granulat

Entschlacken mit Pflanzenkraft; http://www.richtig-entschlacken.de/pflanzen.html; 19.03.2016

Giersch (Aegopodium podagraria); http://www.vorsichtgesund.de/glossary/giersch-aegopodium-podagraria/; 14.02.2016

Giersch; http://www.heilpflanzenkurse.de/node/333; 03.02.2016

Gerstengras

Gerstengrassaft; http://www.barbara-simonsohn.de/gerstengras.htm; 16.02.2016

Grüne Smoothies

Chlorophyll; http://www.gerstengras-natur.de/Gerste-und-Gesund/Chloropyll; 20.04.2016

Zeolith

Was ist Zeolith – Struktur und Eigenschaften von Zeolith (Klinoptilith); http://www.zeolithwelt.de/news/was-ist-zeolith-struktur-und-eigenschaften-von-zeolith-klinoptilith; 04.02.2016

Figurtuning mit gesundheitsunterstützenden und basischen Anwendungen

Band- und Rollenmassage

Rollen- und Bandmassage; http://www.sun-stop.net/wohlfuehl-aktiv-zentrum/figur-fit/massage/; 25.05.2016

Tipps für Rollenmassage und Bandmassage; http://www.fitservice.de/tipps/rollenmassage.htm; 24.05.2016

Basische Bäder

Die Geschichte des Badens; http://www.ob-ki.de/badegeschichte.html; 25.05.2016

Endermologie

Noninvasive mechanical body contouring: (Endermologie) a one-year clinical outcome study update; http://www.ncbi.nlm.nih.gov/pubmed/9502849; 08.07.2016

Energiebürstungen

Körbler® Klosterbürste mit Stiel; https://www.lebens-energie.de/shop/gesundheit/koerbler-klosterbuerste-mit-stiel.html; 23.04.2016

Klosterbürstenmassage; http://www.the-life-is-motion.de/klosterb%C3%BCrs-tenmassage/; 24.01.2016

Infrarotbehandlungen

Infrared sauna in patients with rheumatoid arthritis and ankylosing spondylitis. A pilot study showing good tolerance, short-term improvement of pain and stiffness, and a trend towards long-term beneficial effects; http://www.ncbi.nlm.nih.gov/pubmed/18685882; 22.05.2016

Die Wirkung des Infrarot; http://www.hofermed.de/download/infrarotkabinen.pdf; 25.05.2016

Literature Review and Comparison Studies of Sauna/Hypothermia in Detoxification; Zane R. Gard, M.D. and Erma J. Brown, B.S.N., PhN.; TIfDP; October 1992

Therapeutic Heat and Cold; 4th ed, ED. Justus F. Lehmann, M.D., Williams and Wilkins.

Infrared Thermal System -- A Whole Body Therapy System; Aaron M. Flickstein, M.D.

Journal of the American College of Cardiology; Dr. Imamura, et.al, Kagoshima / Japan; 2001

Lymphdrainage

Lymphdrainage; http://www.gesundheit.de/medizin/behandlungen/lymphdrainage; 28.03.2016

Lymphsystem; https://www.dr-gumpert.de/html/lymphsystem.html; 09.03.2016

Wie Lachyoga unser Lymphsystem ankurbelt; http://www.lachlehrerin.de/wie-lachyoga-unser-lymphsystem-ankurbelt/; 16.01.2016

Über das Lymphsystem; http://www.schloss-klinik.de/ueber-das-lymphsystem/; 29.03.2016

Schröpfen

Schröpfen; http://www.naturheilmagazin.de/natuerlich-heilen/naturheilkundliche-methoden/schroepfen.html; 24.03.2016

Schröpfen; http://www.lifeline.de/therapien/schroepfen-id73519.html; 29.01.2016

Schröpfen; http://www.heilpraxisnet.de/naturheilverfahren/schroepfen.php; 14.05.2016

TENS Geräte

TENS Geräte; http://www.tensgeraete.net/; 22.01.2016

TENS; http://www.tens-ems-reizstrom.de/tens/; 01.05.2016

Glossar

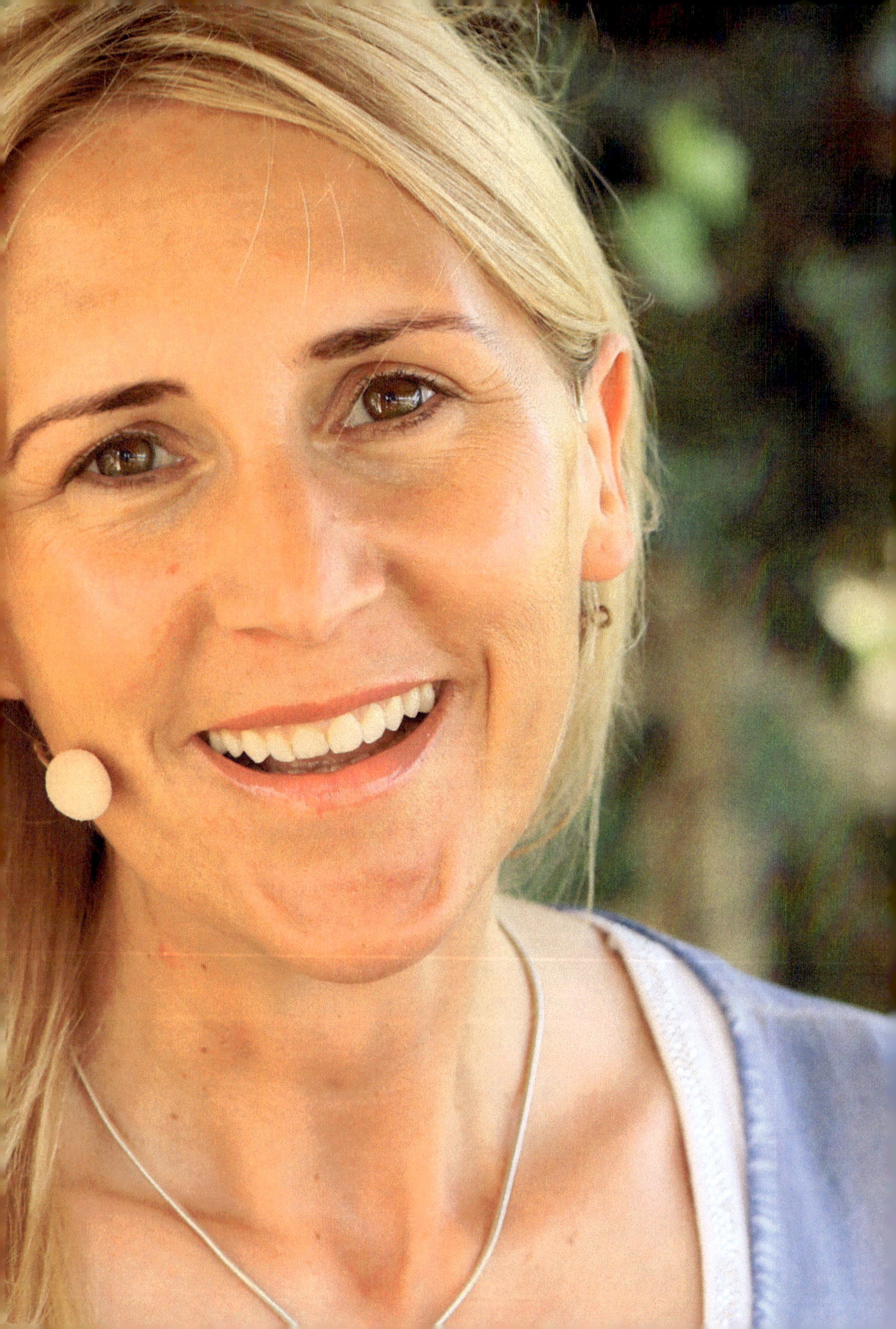

Die Autorin

Imke Kleinert

Freie Autorin / Gesundheitscoaching

Imke Kleinert ist seit 2001 Ernährungsberaterin und schreibt zudem als freie Autorin für Unternehmen und Magazine aus dem Gesundheits- und Tourismussektor. Der Fokus ihrer Ernährung liegt auf der Reduktion von Säuren und einer Wiederherstellung des Säure-Basen-Haushalts. Besonders Einsteigern in die basische Ernährung möchte Imke Kleinert eine Orientierungshilfe und Anregungen für einen basenreichen Lifestyle geben. Weitere Informationen über die basenreiche Ernährung finden sich auch auf www.basischfit.com.

Willkommen in meinem Onlinekurs

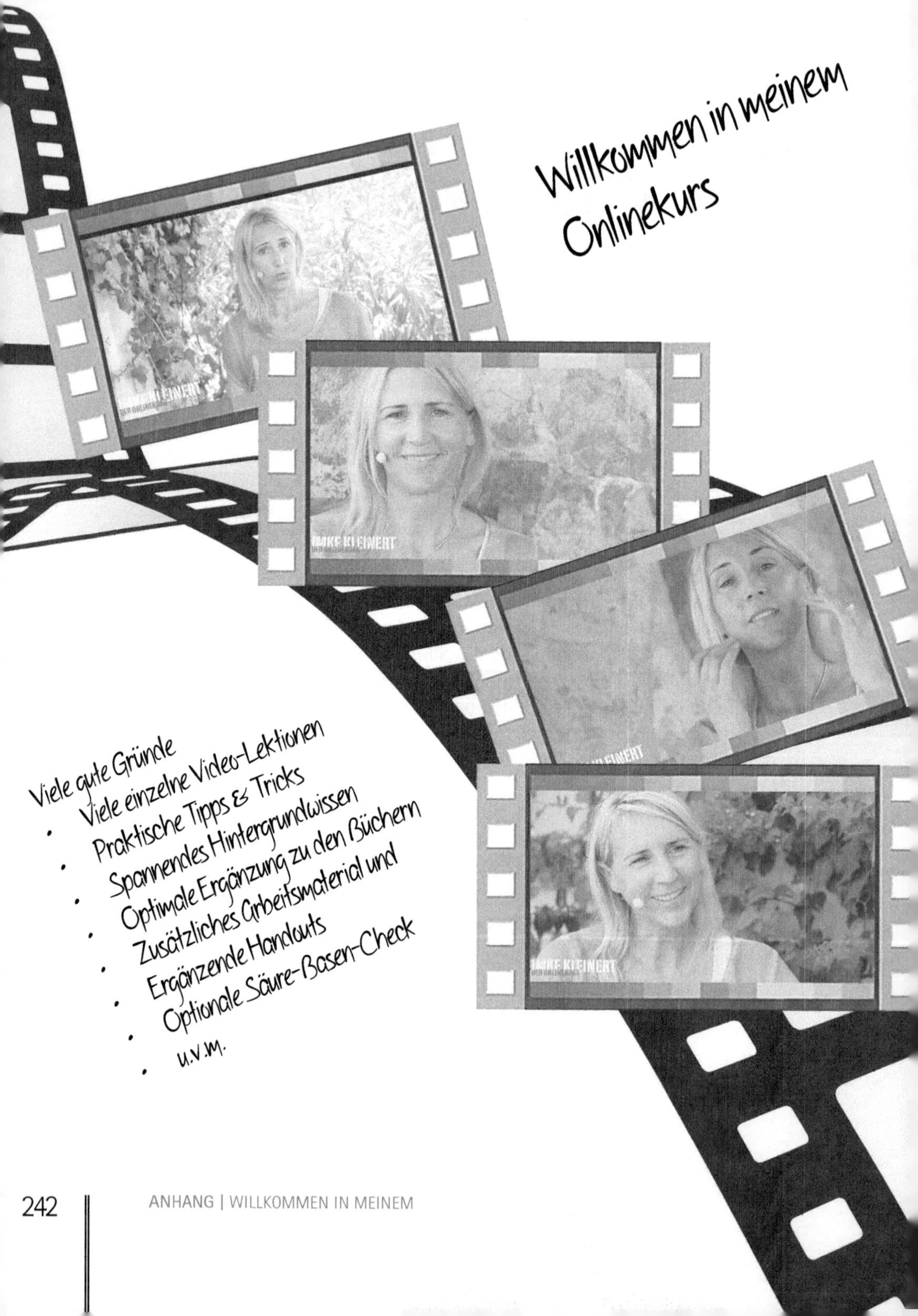

Viele gute Gründe

- Viele einzelne Video-Lektionen
- Praktische Tipps & Tricks
- Spannendes Hintergrundwissen
- Optimale Ergänzung zu den Büchern
- Zusätzliches Arbeitsmaterial und
- Ergänzende Handouts
- Optionale Säure-Basen-Check
- u.v.m.

Der Online-Kurs

Basisch Fit für Einsteiger

Auf den Lernplattformen udemy.com & learnity.com findest Du den praktischen Einstieg in die basenüberschüssige Ernährung in Ton & Bild. Auf Basis meiner beiden Bücher („Basisch Fit für Einsteiger" und „Basisch Fit in einer Woche") erkläre ich Dir, auf was Du bei der basenreichen Ernährung achten musst, gebe Dir viele nützliche Tipps und vertiefe die Inhalte aus den Büchern. Die Umstellung auf eine basenreiche Ernährung wird so zum Kinderspiel.

Du findest meinen Kurs unter dem Namen: Basisch Fit für Einsteiger auf:

- www.udemy.com
- www.learnity.com

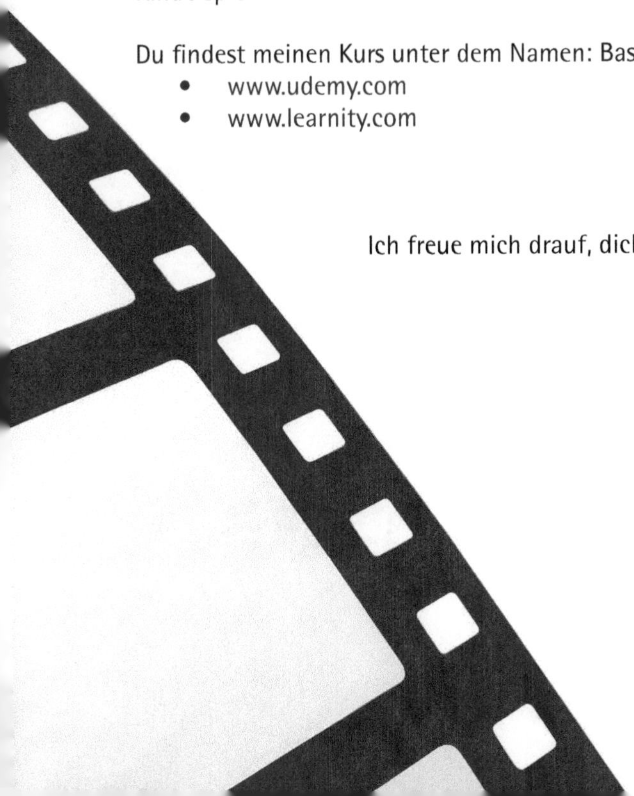

Ich freue mich drauf, dich in meinem Kurs zu treffen,

liebe Grüße

Imke

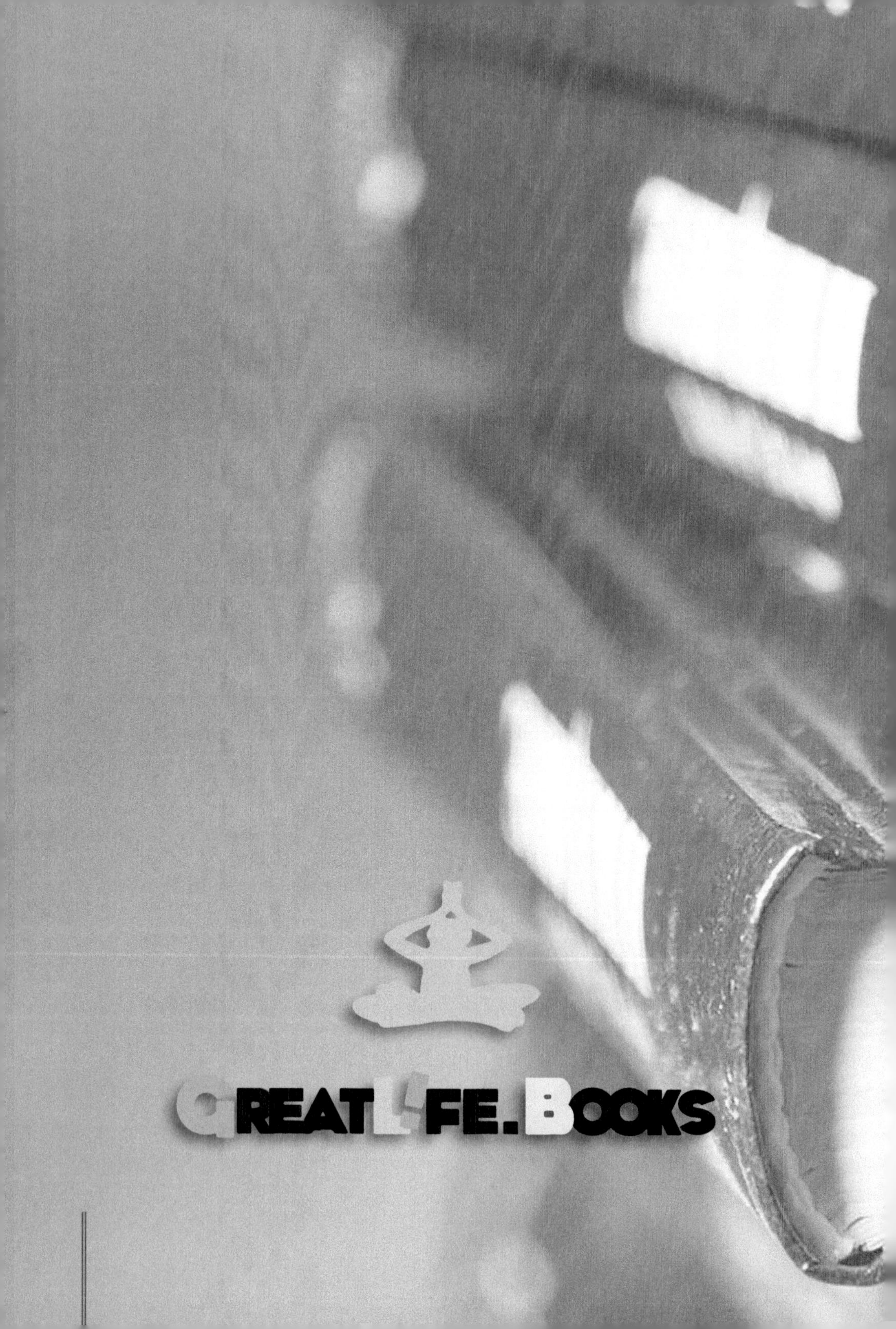
GREATLIFE.BOOKS

GreatLife.Books

1994 haben wir in den (damals noch neuen) Medien, unseren Weg begonnen. Zwanzig Jahre später findet sich nun all unser Knowhow, unser Engagement und Einsatz unter einem Hut und einer großen Dachmarke wieder: dem GreatLife.World - Netzwerk.

Mit unserem „Indi-Verlag" GreatLife.Books können wir daher unabhängigen Autoren, den sogenannten Indi-Autoren, ein riesiges Leistungsspektrum bieten. Von der Konzeptentwicklung, über den Buchsatz, bishin zum Lektorat, Grafik, Video, Onlinemarketing, PR, TV und SocialMedia, alles steht den Autoren für den Erfolg ihres Buches zur Seite.

Gemeinsam ziehen wir an einem Strick, mit einem Ziel vor Augen: Das Thema des Autors Dir lieber Leser, so attraktiv wie möglich nahe zu bringen. Wir hoffen, das ist uns auch mit diesem Buch von Imke gelungen.

GreatLife.Books ist kein „richtiger Verlag" im herkömmlichen Sinne. Wir drucken zum Beispiel nicht selber. Das erledigen weiterhin unterschiedliche BoD Unternehmen. Zusammen mit unseren Autoren suchen wir den richtigen Anbieter. Und mehr noch: Wir stellen ihm auf Wunsch ein Schreib-Coach zur Seite, oder unsere Lektorate, wir drehen mit ihm unterschiedliche Interviews, damit Du als Leser Dir leicht einen umfassenden und persönlichen Eindruck von der Person machen kannst, der Du hier über hunderte von Seiten gefolgt bist. Das alles findest Du auf unserer WebSite:

http://greatlifebooks.de oder auf youtube.

Wir verstehen uns aber nicht nur als Dienstleister sondern auch als Netzwerk für Indi-Autoren und Trainer. Gemeinsam tauschen wir uns aus, profitieren voneinander und entwickeln miteinander neue Ideen, unsere Themen, Gedanken und Angebote für ein großartiges Leben auf den Boden zu holen. Die Ergebnisse dieses Teamworks findest Du auf http://greatlife.events.

Nur eine Voraussetzung gibt es, damit ein Autor oder Tainer auch wirklich zu uns zu passt: Er muss etwas rund um das Thema Leben, Gesundheit, Entwicklung oder Spiritualität zu sagen haben. Wie dieses Buch von Imke hier ja auch. Dann fällt es uns leicht und wir entwickeln mit großer Freude zusammen ein Buch, einen Online-Kurs, oder ein Event zusammen.

Wenn Dich unsere Arbeit interessiert, schaue einfach auf unserem youtube-Channel vorbei, oder auf der o.g. WebSite. Auch Imke wirst Du dort finden.

Wenn Du selbst mal ein Buch schreiben möchtest und die Freiheit eines Indi-Autors dabei nicht aufgeben willst, dann sprich uns einfach an. Ruf an oder maile uns. Im persönlichen Gespräch werden wir schnell herausfinden was wir füreinander tun können.

Dir lieber Leser (oder potenzieller Autor) wünschen wir ein weiterhin lebendiges, fröhliches und großartiges Leben. Mit ganz herzlichen Grüßen

Dein Team von GreatL!fe.Books

SO ERREICHST DU UNS

greatlifebooks.de
Hauptstr. 97 | 69 469 Weinheim

info@greatlifebooks.de
(06201) 90 20 4-44

Empfehlungen

Lesetipps aus dem Verlag

HEUL NICHT RUM. COACH DICH SELBST.

EIKE RAPPMUND

Eigene Muster erkennen, verstehen und in den Griff bekommen, dass ist die Aufgabe, bei der dieses Buch Dir helfen will. Ein praktisches Arbeitsbuch für alle, die ernsthaft an ihrer persönlichen Entwicklung arbeiten wollen.

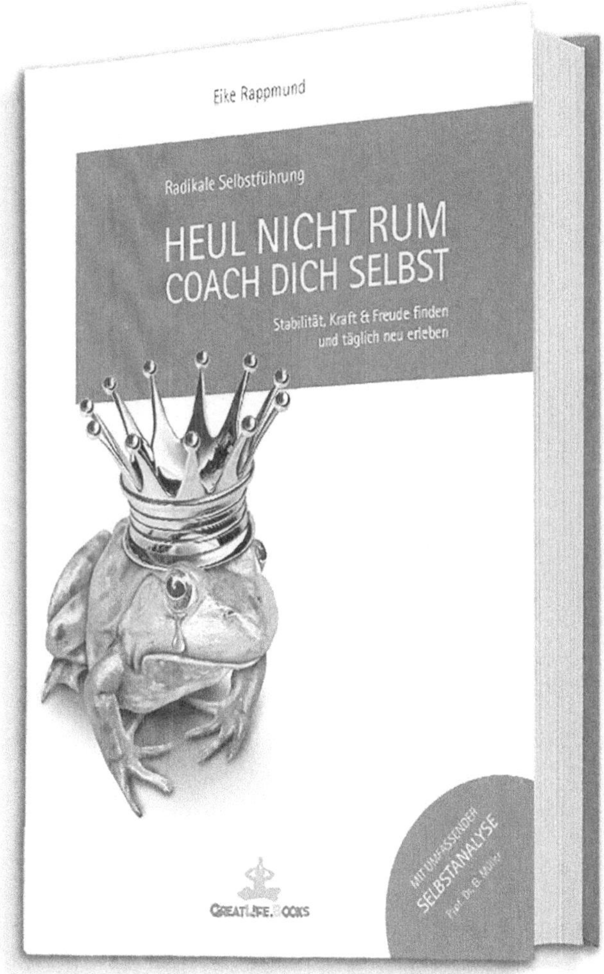

Umfang: 304 Seiten

ISBN: 978-3945952016

Ausgaben: Taschenbuch, HardCover, eBook-Formate

DETOX BODY BOOK

CAROLINE BIENERT

Konsequent den eigenen Körper als das eigene Universum mal verstehen und mal groß Reinemachen, dann ist das Detox Buch der ideal Lesestoff. In acht Tagen wieder zu einem gesunden, entgifteten Körper kommen - wie das geht das zeigt Caroline Bienert in der stark erweiterten Neuauflage Ihres Buches.

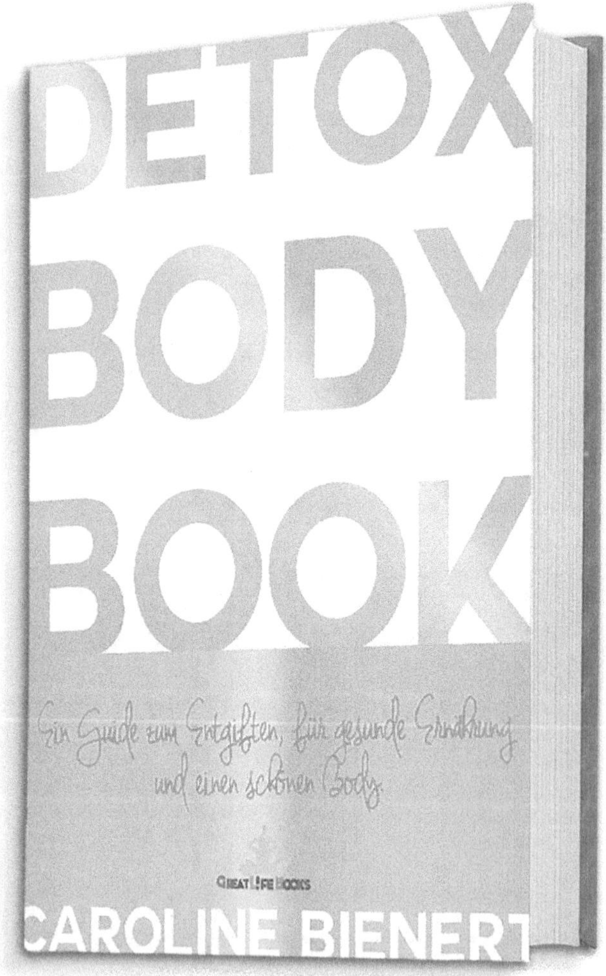

Umfang: ca 220 Seiten

ISBN: 978-3945952214

Ausgaben: Taschenbuch, HardCover, eBook-Formate

LICHT UND SCHATTEN DER LIEBE

BRUNO WÜRTENBERGER

In diesem Buch dreht sich alles um Liebe, Beziehungen und Sex. Jeder Mensch sollte über die wesentlichen Grundlagen für eine erfolgreiche Beziehung mit und ohne Sex Bescheid wissen. Wie erlangt man wahrhafte Liebe und Freiheit? Diese und viele andere wichtige Fragen in Sachen Beziehung betrachtet der Autor aus einer höheren Perspektive und stellt Vieles damit unmissverständlich klar.

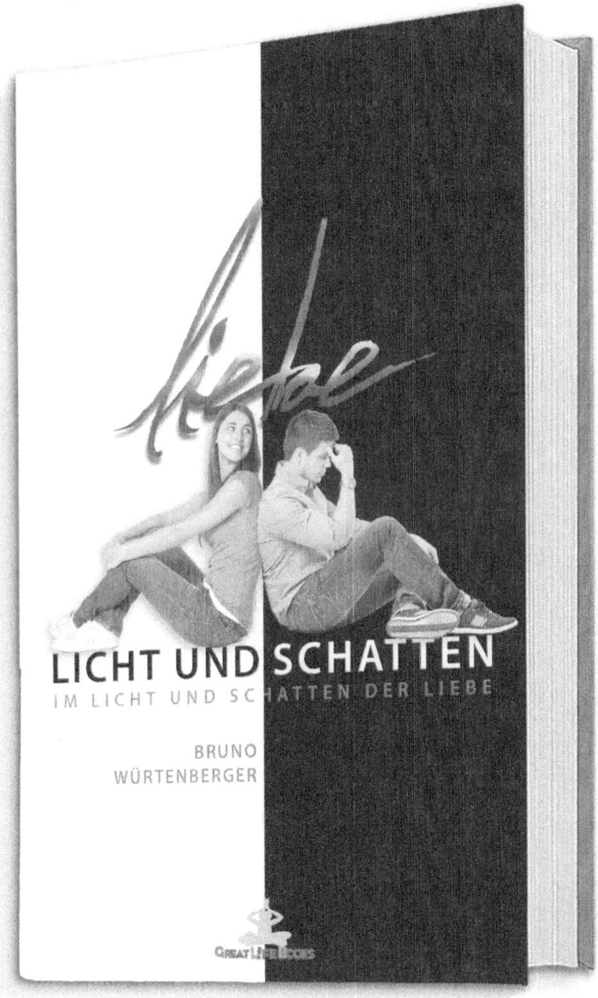

Umfang: ca. 260 Seiten
ISBN: 978-3945952559
Ausgaben: Taschenbuch, HardCover, eBook

GLÜCKSELIG mit Babajis Kriya Yoga

CLAUDIUS RIESER

Kriya Yoga, das begeistert Claudius Rieser Kailash und diese Begeisterung und Liebe steckt an. Er zeigt die Vorzüge, die diese spezielle Yoga-Praxis für uns und unser Leben hat, erzählt von seinen Erfahrungen und von der Transformation, die wir erleben können, wenn wir uns auf den Weg des Kriya Yogas machen.

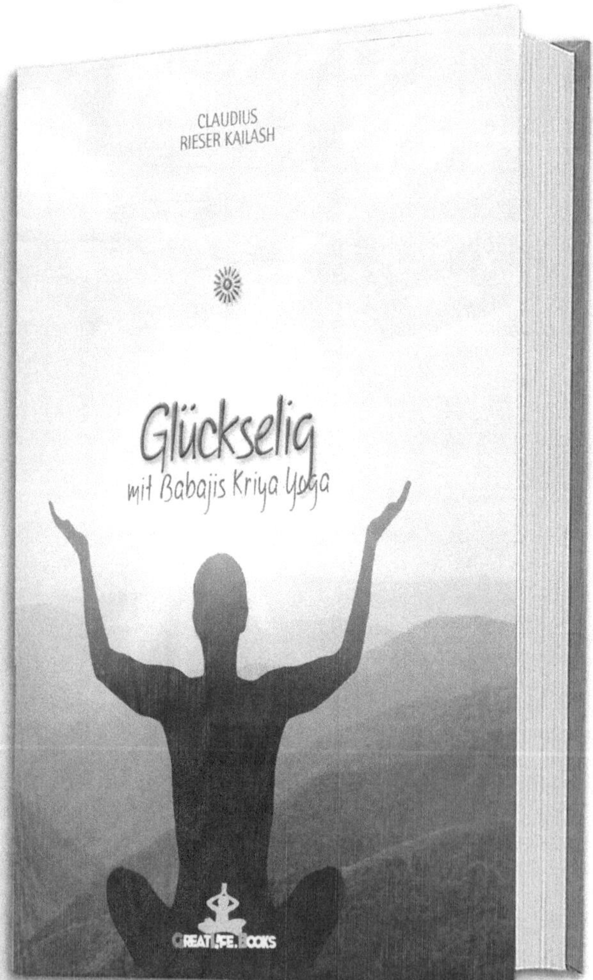

Umfang: 192 Seiten
ISBN: 978-3945952887
Ausgaben: Taschenbuch, HardCover, eBook-Formate

TOTGEKNUTSCHT

SUSANNE VOLLGOLD

Wie man mit den täglichen Ärgernissen einfach und elegant umgehen kann, wie man den Stinkstiefel vor der Tür des emotionalen Hausfriedens lässt, oder einfach ein gutes Selbstmanagement betreibt, das verrät das Medium Susanne Vollgold in ihrem einfachen Leitfaden für den Alltag: totgeknutscht.

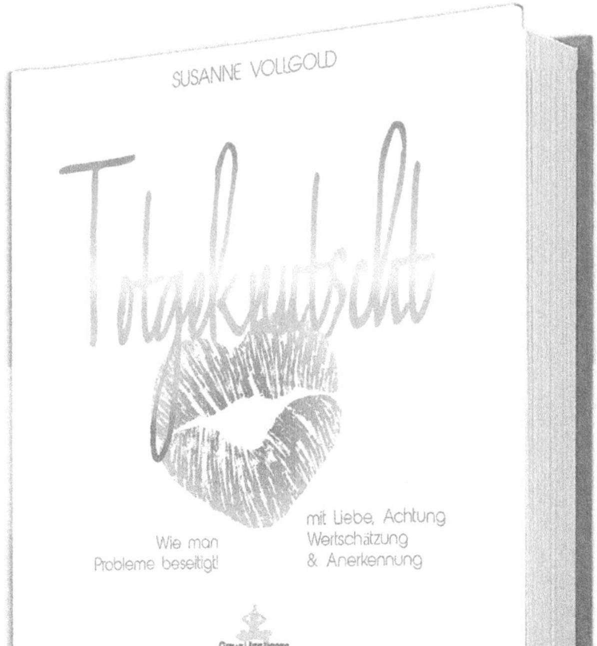

Umfang: 140 Seiten
ISBN: 978-3945952184
Ausgaben: Taschenbuch,
HardCover,
eBook-Formate